SEIS SUBSTÂNCIAS PARA VIVER BEM

DAVID JP PHILLIPS

SEIS
SUBSTÂNCIAS
PARA
VIVER BEM

DAVID JP PHILLIPS

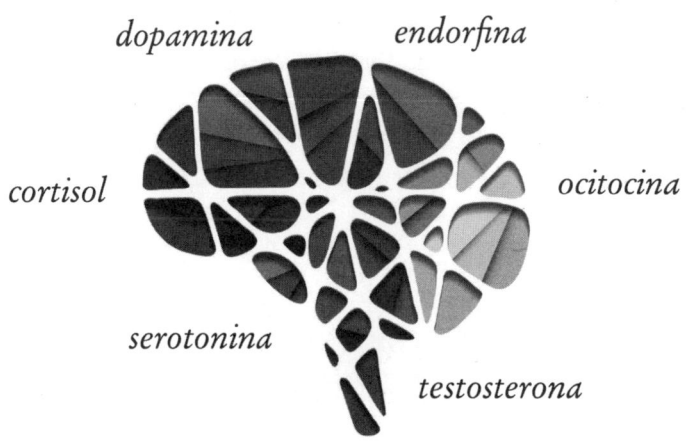

SEIS SUBSTÂNCIAS PARA VIVER BEM

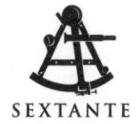

Título original: *Sex substanser som förändrar ditt liv*
Copyright © 2022 por David JP Phillips
Copyright da tradução © 2024 por GMT Editores Ltda.

Publicado mediante acordo com Enberg Agency.

Todos os direitos reservados. Nenhuma parte deste livro pode ser utilizada ou reproduzida sob quaisquer meios existentes sem autorização por escrito dos editores.

coordenação editorial: Alice Dias
produção editorial: Livia Cabrini
tradução: Carla Melibeu
preparo de originais: Midori Hatai
revisão: Hermínia Totti e Juliana Souza
capa: Natali Nabekura
diagramação: Guilherme Lima e Natali Nabekura
imagem de capa: Anita Ponne / stock.adobe.com
impressão e acabamento: Associação Religiosa Imprensa da Fé

CIP-BRASIL. CATALOGAÇÃO NA PUBLICAÇÃO
SINDICATO NACIONAL DOS EDITORES DE LIVROS, RJ

P639s

Phillips, David JP
  Seis substâncias para viver bem / David JP Phillips ; [tradução Carla Melibeu]. - 1. ed. - Rio de Janeiro : Sextante, 2024.
  224 p. ; 21 cm.

  Tradução de: Sex substanser som förändrar ditt liv
  ISBN 978-65-5564-822-5

  1. Bem-estar. 2. Saúde. 3. Hormônios. I. Melibeu, Carla. II. Título.

24-87885
CDD: 613
CDU: 613

Gabriela Faray Ferreira Lopes - Bibliotecária - CRB-7/6643

Todos os direitos reservados, no Brasil, por
GMT Editores Ltda.
Rua Voluntários da Pátria, 45 – 14º andar – Botafogo
22270-000 – Rio de Janeiro – RJ
Tel.: (21) 2538-4100
E-mail: atendimento@sextante.com.br
www.sextante.com.br

SUMÁRIO

Introdução 7

PARTE 1 UM COQUETEL DO BEM, POR FAVOR! 13

Dopamina: *Impulso e prazer* 21

Ocitocina: *Conexão e humanidade* 50

Serotonina: *Status social, satisfação e humor* 79

Cortisol: *Foco, empolgação ou pânico?* 102

Endorfinas: *Euforia* 133

Testosterona: *Confiança e triunfos* 145

A base do seu coquetel do bem 157

Coquetel do mal 187

PARTE 2 CONSTRUINDO O SEU FUTURO 193

Uma nova vida 202

Agradecimentos 204

Recursos adicionais 205

Referências 206

INTRODUÇÃO

INTRODUÇÃO

Às vezes pedimos certas coisas e somos atendidos – mas os resultados que obtemos podem ser inesperados.

Tudo mudou para mim em um dia nublado de outono. Minha esposa Maria e eu decidimos sair para uma caminhada. Enquanto atravessávamos uma ponte, fui dominado por uma sensação que eu nunca tinha experimentado antes. Fiquei tão atordoado que cheguei a parar onde estava. Maria me olhou, inclinou a cabeça para o lado e perguntou: "O que foi, amor?" Tentei encontrar as palavras certas para descrever como eu me sentia. Ela abriu um sorriso e disse com ternura: "Pelo que parece, isso é felicidade."

Cinco minutos depois, a sensação havia se dissipado, e a velha escuridão voltou a me envolver.

Alguns meses antes, eu tinha viajado para Gotemburgo para ministrar algumas palestras. A minha apresentação era o destaque do evento sobre comunicação, o que torna este relato ainda mais constrangedor. Após concluir a primeira metade da palestra, fiz uma pausa. Fiquei mexendo no computador sem realizar nenhuma tarefa específica, só enrolando. Essa é uma estratégia que alguns palestrantes adotam durante os intervalos, na expectativa de que alguém se aproxime, cumprimente ou faça um elogio. É uma boa forma de recarregar as energias para a segunda parte da apresentação. E, de fato, pelo canto do olho, percebi que uma mulher se aproximava. Seu jeito hesitante e cauteloso deixou claro que eu definitivamente não receberia um elogio. Ela chegou perto de mim e disse: "Olha, eu só queria ressaltar que várias vezes você trocou o nome da nossa empresa pelo da concorrente..." Achei que o chão ia se abrir sob meus pés. *Como isso poderia estar acontecendo? Sou um comunicador! Penso em cada palavra antes de pronunciá-la!*

Mas não tinha sido a primeira vez que isso acontecia.

No trem, voltando para casa, fiquei pensando: *Minha carreira acabou! Se nem eu sei o que estou dizendo, como posso me comunicar com os outros?*

Esse episódio foi a gota d'água, por isso marquei uma consulta com meu médico. De novo.

– David, o que eu lhe disse da última vez? – perguntou ele, suas palavras carregadas de reprovação. – Você veio aqui há dois anos se queixando de tremores faciais. Eu avisei que era por causa do estresse, o aconselhei a reduzir o ritmo, diminuir a carga de trabalho e descansar. Aí você voltou no ano passado reclamando de problemas no estômago e no coração. Minha recomendação foi a mesma. E agora você retorna, *mais uma vez*, me contando que seu estresse está causando problemas neurológicos! O que mais posso dizer para convencê-lo da importância de levar a sério minhas orientações? Se não mudar seu estilo de vida agora, você pode acabar tendo problemas realmente graves. Do jeito que as coisas estão, você deve levar pelo menos três anos para recuperar seu estado natural. Não existe atalho para acelerar esse processo, então nem pense em tentar!

Saí da consulta arrasado, com lágrimas rolando pelo rosto. Fui me arrastando de volta para casa e afundei na cama, de onde não saí pelos dois meses seguintes. A depressão me pegou com força total e me jogou no fundo do poço. Chorei durante todo o verão de 2016. Cada dia parecia mais sem sentido que o anterior. Tudo me deixava entediado. A única rotina que consegui manter foi a prece noturna: eu rezava pedindo que não tivesse que acordar no dia seguinte, desejando dormir para sempre. Muitas pessoas ficaram preocupadas, quiseram me ajudar, mas nada adiantava. Quer dizer, nada até o fim do verão, quando ouvi aquelas palavras simples, mas transformadoras, de Maria. O episódio na ponte mudou a minha vida e formou a base para a criação da primeira e mais importante ferramenta do meu programa de autoliderança: o mapa do estresse.

Atuo como palestrante, coach e professor. Dediquei toda a minha vida profissional à área em que me especializei: comunicação fundamentada em neurociência, biologia e psicologia. Junto com a minha equipe, passei sete anos estudando milhares de palestrantes, apresentadores e moderadores com o objetivo de identificar e mapear diferentes formas de comunicação. Foram dois anos elaborando o material que deu origem à palestra "As 110 técnicas de comunicação e oratória", que se tornou o TEDx sobre *storytelling* mais visto de todos os tempos.

Não pretendo detalhar meu currículo aqui; prefiro confessar que, apesar de todas as ferramentas e todos os métodos que eu dominava, só conseguia fazer com que meus clientes alcançassem o nível 7 de 10 em relação às suas capacidades. O que era necessário para que alcançassem o nível 10? Eu estava me empenhando tanto! Era tão frustrante... Durante quase uma década percorri o mundo em busca da chave que me permitiria ajudar as pessoas a atingir seu potencial máximo. Eu me esforçava, mas o sucesso que eu sabia ser possível escapava das minhas mãos.

Até que encontrei a tal chave onde menos esperava.

Ela não estava escondida em um livro ou em posse de algum especialista – estava dentro de mim. Não estou querendo dizer que a resposta sempre esteve ao meu alcance nem que eu percorri o caminho certo para encontrá-la. A verdade é que precisei atravessar mais de dez anos de desespero, pensamentos suicidas frequentes e um verão inteiro de lágrimas até chegar àquela ponte e a resposta finalmente se revelar para mim – como a Excalibur emergindo das águas. O curioso é que, na época, nem percebi que a havia encontrado.

Aqueles cinco minutos de felicidade repentina mudaram tudo. Foi como ver as cores e sentir os aromas pela primeira vez. Uma erupção vulcânica irrompeu dentro de mim. Lembro que voltei correndo para o escritório para tentar descobrir o que havia desencadeado aquela sensação. Abri o Excel e registrei tudo que tinha feito nos últimos dias. Como era de esperar, aquela faísca despertou meu lado enérgico e maníaco, e eu mal dormi durante os cinco dias seguintes. Nesse período, li um monte de livros e pesquisas sobre o assunto, fiz milhares de anotações e tracei cronogramas minuciosos. Quando enfim conseguia dormir, acordava cerca de uma hora depois e retomava freneticamente os estudos sobre autoliderança. Em uma semana, produzi o que se revelaria minha salvação: a receita para a minha "vida 2.0".

Mais ou menos um mês depois tive outra iluminação. Dessa vez experimentei 10 minutos de pura felicidade, que logo se tornariam 20, depois 40 e até 60 minutos. Com o passar do tempo, os minutos se transformaram em horas; as horas, em dias. No mês de janeiro seguinte, cerca de seis meses depois da epifania na ponte, o equilíbrio do jogo mudou: passei a vivenciar tantos momentos bons quanto aqueles sombrios que havia vivido antes.

Comecei a instruir meus clientes a adotar as mesmas técnicas que eu vinha aplicando na minha vida. Foi aí que a ficha caiu: percebi, desta vez conscientemente, que eu havia descoberto o que tanto procurava. Meus clientes passaram a progredir mais rápido e alcançaram seu potencial máximo como líderes, professores, médicos, palestrantes ou vendedores. Mas não foi só isso: eles evoluíram como pessoa. Finalmente estavam chegando ao nível 10.

Mencionarei o conceito de autoliderança em diversas ocasiões nas próximas páginas, pois este é o cerne deste livro: aprender a liderar a si mesmo, ou seja, *aprender a acionar as emoções e os estados internos que quiser sempre que precisar.*

Por exemplo, se você convoca uma reunião em que precisa tomar decisões, o resultado positivo depende do nível de confiança que você consegue transmitir. Se relacionarmos esse cenário às seis substâncias que abordarei em breve, esse resultado positivo vai depender de como você escolhe elevar ou reduzir os níveis de testosterona e dopamina antes da reunião.

Você já conheceu alguém com um grau impressionante de autoliderança, uma pessoa capaz de ser a melhor versão de si mesma em todas as circunstâncias, beneficiando a si e aos outros? Quem detém esse grau de autoconhecimento costuma se destacar em qualquer ambiente. As pessoas começam a vê-la como um líder natural e a seguem por vontade própria, não por obrigação. Em contrapartida, existem aqueles que carecem de autoliderança e cujas emoções parecem dispersas. Esses indivíduos *reagem* e não *agem*. Este perfil muitas vezes provoca ansiedade nos outros, e as pessoas que os seguem não o fazem por vontade própria, mas por obrigação.

Neste livro, vou apresentar a chave da autoliderança e mostrar como usá-la. Você vai ler sobre minhas experiências e as lições que aprendi com dezenas de milhares de pessoas que treinei, além de conhecer os estudos que serviram de base para grande parte dessa jornada. Ao adotar as técnicas e as ferramentas apresentadas aqui e investir tempo para praticá-las e usá-las diariamente, em seis meses você poderá descobrir uma nova versão de si mesmo e do mundo.

PARTE 1

UM COQUETEL DO BEM, POR FAVOR!

Você entra num bar e se senta ao balcão. Olha em volta e pensa que ao longo dos anos aquele lugar já foi palco de centenas de histórias e já viu muitos sentimentos serem sufocados com álcool. Você se inclina para fazer o pedido e logo ganha a atenção da bartender.

"Um coquetel do bem, por favor!"

"Ótima escolha, está muito na moda! Qual você deseja?"

Você pede um pouco de motivação e uma dose caprichada de bom humor:

"Vou querer de dopamina com serotonina, por favor."

Passado um tempo, ela volta trazendo uma bandeja dourada. Sobre ela há uma bela taça de martíni enfeitada não com a azeitona verde de sempre, mas com uma fatia de abacaxi.

"Aproveite seu drinque!"

Imagine se fosse tão fácil assim mudar a maneira como nos sentimos! Imagine se tudo que precisássemos fazer fosse sair de casa e passar no bar, pedir a sensação desejada, brindar, pagar e então voltar com um novo ânimo no corpo. Agora imagine se tudo isso fosse ainda mais simples: uma indústria química dentro do cérebro capaz de produzir substâncias específicas para gerar a sensação que você desejar, sempre que quiser – e de graça!

Bem, não precisa mais imaginar: isso existe! E é exatamente o que pretendo mostrar neste livro. Quero que você se torne seu próprio bartender emocional, para que possa decidir como quer se sentir. Quer ter mais energia? Tome uma dose de dopamina. Quer estar totalmente presente? Peça um coquetel de ocitocina. Quando buscar conforto, peça um copo de serotonina. Se precisar de empolgação extra, tome um gole de endorfina. E se desejar irradiar confiança, aposte no coquetel de testosterona.

Estranhamente (ou talvez nem tanto), muitas pessoas preferem ingerir o *coquetel do mal*. No contexto dessa metáfora, isso significa se expor a um estresse prolongado e intenso, quase sempre acompanhado de ansiedade, frustração e ruminação mental. Esse estado costuma ser descrito como uma existência em tons de cinza, sem emoções – como viver em uma bolha em que cada dia é parecido com o anterior, e a vida se desenrola sem grandes alegrias. No entanto, o consumo de muitos coquetéis do mal durante um longo período pode causar um quadro de disforia, ansiedade e depressão.

Você pode se perguntar por que alguém escolheria tomar esses coquetéis do mal. A meu ver, há três razões principais para isso:

- A primeira delas é a falta de conhecimento. Saber o que é uma emoção, identificar qual delas estamos sentindo, entender como ela funciona e, mais importante, aprender a influenciá-la talvez seja um dos aprendizados mais valiosos, mas as escolas parecem negligenciar esse assunto. Nossas emoções têm impacto em tudo que fazemos, o que torna esse tipo de conhecimento muito mais relevante do que qualquer disciplina ensinada no colégio.
- A segunda razão é que a sociedade atual mede o sucesso com base em dinheiro e status. Assim, a busca constante

por *mais* acaba sendo priorizada em detrimento da busca por um estado tranquilo de satisfação.
- A terceira é que nos tornamos parecidos com as pessoas que nos cercam. Se nossos amigos tomam o coquetel do mal todos os dias, expondo-se a estresse, pressão, más notícias, comparações, reclamações e consumismo, provavelmente vamos acabar fazendo o mesmo. É como o efeito do fumo passivo.

Quando consegui superar aquele período sombrio, o conhecimento que obtive sobre minhas emoções e suas origens – baseado na biologia e na neurociência – foi absolutamente vital para o meu progresso. Mas, mesmo que você se sinta bem, os ensinamentos deste livro ainda trarão uma perspectiva valiosa e esclarecedora sobre a vida, o que vai ajudá-lo a compreender melhor seu papel como ser humano, líder, companheiro, amigo e pai/mãe. Nos meus cursos, sempre tem alguém que diz algo como: "Imagine passar metade da vida sem saber o que são emoções e, de repente, poder controlá-las!" Certa vez, um participante falou: "É como assistir à TV em cores pela primeira vez." Entretanto, o que mais me comove são os relatos de mães e pais. Joakim me contou que seu filho de 6 anos, Theodor, vinha sentindo muita raiva e não conseguia superar isso. O pai explicou ao garoto que as emoções podem ser evocadas pelos pensamentos e que temos o poder de escolhê-los. Assim, sugeriu que ele tentasse pensar em coisas diferentes. Poucos minutos depois, Theodor exibiu um largo sorriso e exclamou: "Olhe para mim, papai! Agora eu estou feliz!"

Imagine como o mundo seria se todos entendêssemos que não somos nossas emoções. *As emoções são como ideias temporárias que temos a respeito de nós mesmos e do mundo – ideias que temos liberdade de escolher.*

Essas emoções, que geralmente provocamos por meio dos

pensamentos, são geradas por um processo em que substâncias conhecidas como neuromoduladores "empurram" neurônios específicos em direções distintas, o que, por sua vez, produz uma variedade de experiências emocionais. Mas há outras coisas envolvidas nesse processo. No total, temos cerca de 50 hormônios e 100 neurotransmissores trabalhando no nosso organismo, e todas as substâncias conhecidas já foram descritas detalhadamente em inúmeros livros e artigos. Se você tiver interesse no assunto, recomendo que mergulhe fundo no mundo da bioquímica – pode ser até mais empolgante do que o último best-seller de suspense! Por outro lado, este livro não é indicado a quem se dedica a pesquisas acadêmicas detalhadas sobre as várias descobertas científicas já realizadas. Trata-se de uma obra de divulgação científica que fornece um relato simplificado, de forma que todos entendam como nossa bioquímica interna pode nos influenciar, e vice-versa.

Quando as informações oferecidas são muito complexas, há o risco de que o tema se torne intimidador em vez de interessante. O assunto que vou abordar já foi amplamente discutido, embora de forma inacessível, mas, agora que testemunhei em primeira mão o efeito que esse conhecimento teve nas dezenas de milhares de pessoas que treinei, me sinto motivado a tentar corrigir isso. Quero que este seja um livro fácil de entender sobre o aspecto mais importante da nossa vida: as emoções. Se você quiser se aprofundar ou expandir os conhecimentos apresentados, confira no final uma vasta lista de referências e leituras complementares.

Se existem mais de 100 substâncias produzindo emoções, por que escolhi escrever sobre apenas seis? Bem, adotei três critérios para incluir cada uma:

1. Gerar efeitos imediatamente perceptíveis.
2. Ser produzida de forma voluntária, quando você quiser.
3. Ser acessível por meio de uma ferramenta simples e prática.

É por isso que as outras 150 substâncias – inclusive a progesterona e o estrogênio, que são extremamente importantes – ficaram de fora: a maioria não produz efeitos mentais perceptíveis no momento desejado.

Para tornar o conteúdo mais objetivo, optei também por destacar apenas o efeito mental mais significativo das seis substâncias para cada atividade e ferramenta que proponho. Em qualquer uma delas, você notará que quase sempre mais de uma das seis substâncias será liberada simultaneamente, só que não da mesma forma nem com os mesmos efeitos mentais. Digamos que você esteja se sentindo carente e precise do abraço de um ente querido. Isso causaria a liberação de ocitocina e dopamina, mas o que você procura especificamente é a ocitocina (proximidade humana). Neste caso, é a ocitocina que vai produzir o efeito mais impactante. Foi assim que estruturei o livro.

Por último, antes de começar nossa jornada, deixe-me explicar por que a Parte Dois talvez seja a mais relevante do livro. A Parte Um cobre a fisiologia e a neuroquímica humanas, além de mostrar maneiras de usar essas seis substâncias para preparar seu próprio coquetel do bem quando e onde quiser. Os efeitos proporcionados pelo seu coquetel do bem, no entanto, serão temporários, mas úteis em reuniões, encontros amorosos, apresentações e outras situações. Na melhor das hipóteses, esses efeitos podem durar algumas horas – até um ou dois dias, em raras ocasiões. É aí que entra a Parte Dois. Apesar de ser mais breve, não a subestime; seu conteúdo é fundamental. Vou explicar como se beneficiar da repetição e da neuroplasticidade cerebral para provocar mudanças mais duradouras. As duas partes combinadas vão proporcionar um conhecimento inestimável para que você cresça e desenvolva sua personalidade.

E agora a cereja do bolo: também vou ensinar você a preparar um coquetel do bem para os outros, uma habilidade valiosa tanto em papéis de liderança quanto em relacionamentos pessoais.

Gostaria de ressaltar que você não precisa gastar cada momento da vida meditando, seguindo uma dieta saudável, malhando, tomando banho frio, olhando as fotos dos seus filhos, praticando gratidão, desfrutando de um mínimo de 19% de sono profundo todas as noites, variando sua alimentação para enriquecer a flora microbiana e sendo generoso com todo mundo. Encare este livro como uma enciclopédia, um manual, um menu de opções. De vez em quando, escolha uma ou outra sugestão e coloque-a em prática, para que lenta e gradualmente se torne um componente do seu estilo de vida.

Só para ficar claro, os métodos e as ferramentas deste livro irão ajudá-lo a se tornar uma versão aprimorada de si mesmo. Os insights e o conhecimento que incluo aqui têm o potencial de transformar sua vida de maneira significativa. Contudo, se você estiver se sentindo muito infeliz, enfrentando graves problemas de saúde ou lutando contra a depressão, é fundamental buscar a assistência de um profissional da saúde.

Vamos lá!

DOPAMINA

Impulso e prazer

É hora de apresentar nossa primeira substância incrível: a dopamina.

Imagine acordar de manhã assim: *Quero fazer isso, vai ser muito bom, mal posso esperar!* Você vai direto para o chuveiro e veste uma roupa, pronto para começar o dia. O que você está experimentando é a sensação de um fluxo natural de dopamina, e com certeza é maravilhoso sentir-se como um cavalo selvagem saudando com entusiasmo a chegada da primavera!

Imagine ser capaz de produzir essa emoção a qualquer hora e de controlá-la, para que você possa experimentar situações com mais intensidade e por períodos mais longos. Isso é exatamente o que você está prestes a aprender. Você vai querer fazer as coisas de maneira diferente quando compreender o incrível poder que a dopamina devidamente canalizada pode oferecer. Entretanto, se a dopamina for mal direcionada, ela pode produzir uma sensação de vazio, irritabilidade, frustração, vício e depressão. Felizmente, para evitar que isso aconteça você só precisa de conhecimento e força de vontade.

Vamos começar a explorar a dopamina procurando entender o propósito evolutivo por trás dessa substância. Nossa jornada se inicia em uma cabana rudimentar, construída com presas de mamute, galhos de árvores e argila. É uma terça-feira comum, cerca de 25 mil anos atrás. Um ancestral seu – vamos chamá-lo de Duncan – está dormindo em sua cama de palha quando é bruscamente acordado por um inclemente raio de sol. O fato de Duncan ser despertado pelo sol, e não pelo estômago roncando, permanece um mistério, mas, tão logo ele se encontra plenamente desperto, percebe que sente muita fome. Após uma breve reflexão, Duncan se dá conta de que não tem nenhum alimento na cabana, mas lembra-se de um pântano não muito longe em que há suculentas frutinhas silvestres. Só de pensar nelas a dopamina já é liberada em seu cérebro, provocando uma intensa sensação de foco e impulso.

O caminho até lá é difícil, uma vez que Duncan deve lutar contra a vegetação selvagem, mas, com o pensamento fixo nas frutinhas silvestres, os níveis de dopamina permanecem altos, mantendo-o com energia suficiente para continuar. Algum tempo depois, Duncan finalmente chega ao topo de uma colina, de onde tem uma vista ampla do pântano estéril. Desesperado, ele examina o chão procurando pelas frutinhas, mas todas já foram colhidas. Seus níveis de dopamina desabam, sendo substituídos pela frustração causada pela quebra de expectativa. Com um suspiro, Duncan se senta em um tronco caído, sentindo um profundo vazio interior. Como ele vai sobreviver? Ele precisa comer! Nesse momento, Duncan avista uma maçã em uma árvore. Uma centelha de esperança ressurge, e ele recebe mais uma descarga de dopamina.

Aquela maçã *será* dele! Depois de escalar galhos e pedras, Duncan finalmente alcança a desejada recompensa. Ele se senta e morde a deliciosa maçã. Desfruta de um gratificante coquetel que combina uma alta de glicose no sangue, uma queda do estresse e uma boa dose de dopamina. Essa mistura faz Duncan se sentir fantástico, mas infelizmente a sensação dura pouco. Para motivá-lo a procurar mais maçãs, seu cérebro baixa os níveis de dopamina a taxas inferiores às que tinha antes de encontrar aquela fruta. A súbita sensação de vazio que invade Duncan na ausência da dopamina vai incentivá-lo a continuar sua busca, assim como a coletar alimentos para o inverno, a terminar de construir sua cabana e a empenhar esforços para deixar sua cama de palha um pouco mais macia e confortável. Ele é impulsionado pelo desejo de melhorar as próprias circunstâncias e ter progressos que o ajudarão a sobreviver e a transmitir seus genes.

Agora vamos avançar 25 mil anos, até os dias atuais. Você não está com tanta fome, mas de repente bate aquela vontade de tomar um sorvete, comer um doce e devorar uns salgadinhos. Você entra no carro e dirige um longo trajeto até o supermercado. Ao chegar, depara com a loja fechada e sente um novo vazio, um buraco interior que clama por ser preenchido. Você tenta outro estabelecimento, mas também o encontra fechado, o que só fortalece sua determinação – agora é uma questão de honra achar um mercado funcionando. É quando você avista uma loja aberta! A satisfação causada pelo aumento dos níveis de dopamina é enorme. Então um desastre: você esqueceu o dinheiro em casa! A dopamina volta a despencar e permanece terrivelmente baixa até você encontrar a carteira, que estava no carro esse tempo todo. Que alívio! Você paga pelas compras, ansioso para voltar para casa – e provavelmente já começa a beliscar as guloseimas enquanto ainda está dirigindo. Você come um pouco mais, saboreando os salgadinhos, até que o lanche acaba. Logo, porém, você não se sente mais tão bem. O que aconteceu foi que a dopamina despencou abaixo da linha basal, isto é, abaixo do nível em que estava antes de você sair para ir ao mercado. Este vazio repentino causado pela redução da dopamina muitas vezes nos impulsiona a buscá-la em outros lugares – talvez nos aplicativos ativadores de dopamina dos celulares ou, quem sabe, em um programa de TV. Em uma eterna busca pela próxima dose de dopamina, esse ciclo pode nos viciar. Duncan era assim, mas, no caso dele, isso tudo o motivou a reunir um suprimento de maçãs, a preparar sua cabana para o inverno e deixar a cama mais confortável.

Embora nosso sistema de recompensa biológica não tenha se alterado muito em 25 mil anos, nossa sociedade certamente se transformou. Hoje, há inúmeras fontes de dopamina que não existiam naqueles tempos. Na época de Duncan, o propósito dessa substância era induzir a circunstâncias propensas a promover a sobrevivência. Por favor, não pense que de alguma forma estou sugerindo que todos abdiquem de fontes "supérfluas" de dopamina – não é nada disso! Eu também vejo TV, tomo um sorvete de vez em quando e devoro um balde de pipoca quando vou ao cinema. O que *de fato* estou sugerindo é que compreender como essa substância funciona é uma habilidade essencial à sobrevivência, especialmente numa sociedade como a nossa, onde os "ladrões de dopamina" – conceito ao qual retornarei depois – estão à espreita em cada esquina.

Então, o que a dopamina faz por nós? Como um dos componentes do coquetel do bem, ela produz motivação, impulso, desejo e prazer, além de desempenhar um papel importante nas nossas lembranças de longo prazo. Tecnicamente, existem quatro vias cerebrais dopaminérgicas, mas aqui vamos nos concentrar somente em duas: a que regula recompensas e a que regula funções executivas, como força de vontade e tomada de decisões.

Vamos voltar a um conceito importante: a linha basal da dopamina. Andrew D. Huberman, professor e estudioso do cérebro na Universidade de Stanford, deu uma explicação genial para esse fenômeno. Para nos motivar na busca por conhecimento, aprendizado e evolução, os níveis de dopamina ascendem antes e durante essas atividades, apenas para logo em seguida cair a um nível abaixo da linha basal original. Vamos utilizar uma escala de 1 a 10 para ilustrar isso. Cada indivíduo tem uma linha basal própria – esta característica é em parte inata, mas neste exemplo vamos considerá-la 5. Suponha que você faça algo que eleve sua dopamina, como assistir a um vídeo divertido no Instagram, impulsionando os níveis para 6. Assim que o vídeo acaba, a dopamina despenca para 4,9, uma forma de estimulá-lo a "continuar pesquisando". Aí você assiste a outro vídeo igualmente divertido, mas, como começou em um nível inferior (4,9), dessa vez você alcança apenas 5,9 e depois cai para 4,8. Vídeo após vídeo, o ciclo se repete até você perder o interesse, uma vez que não está mais curtindo tanto quanto no início. Como resultado, sua linha basal caiu para 4, e você acaba se sentindo mais desanimado do que antes de começar a rolar o feed.

É provável que você já tenha experimentado exceções a essa regra. Às vezes, o efeito da dopamina nos deixa *mais* ativos e otimistas. O que determina essa diferença? Bem, se o seu feed de vídeos consiste exclusivamente em conteúdos motivadores, você pode, sim, se sentir mais estimulado que antes. Pense nessa situação como se houvesse dois tipos de dopamina: a rápida e a lenta. Que fique claro: não existe dopamina rápida nem dopamina lenta. Estou me referindo aos efeitos da dopamina liberada, que podem ser de curta ou longa duração. É semelhante ao conceito de carboidratos de rápida e de lenta absorção. Os de rápida absorção, encontrados no pão branco, no macarrão e no açúcar refinado, proporcionam um pico de energia, seguido de uma queda brusca. É como acontece quando assistimos aos vídeos do Instagram. Por outro lado, os carboidratos de lenta absorção, obtidos em pão integral, lentilha, arroz integral e grãos, fornecem energia de longa duração. Então o que desencadeia a dopamina lenta? A resposta está nas atividades e nas experiências que serão úteis para você no futuro, cujos benefícios se estendem além do momento presente. De acordo com essa definição, a maior parte das experiências de nossos ancestrais induzia à liberação de dopamina de resposta lenta.

Vejamos agora alguns exemplos de atividades que liberam a dopamina lenta:

- Assistir a vídeos educativos, estimulantes ou motivadores tem o potencial de alimentá-lo por um longo tempo. Eles podem acender o desejo de mudar ou criar algo em você, o que, por sua vez, impulsiona o desejo de progredir na vida. O oposto, no entanto, seria emendar centenas de vídeos que oferecem nada além de entretenimento, o que resultaria em uma sensação de vazio no final.
- Ler livros de ficção, visto que seus efeitos duram bem mais do que o período que usamos para fazer a leitura. Entre outros benefícios, o ato de ler exercita os músculos oculares, estimula a imaginação e ativa grandes áreas do cérebro, quando simulamos os eventos da história na cabeça. Também envolve sua memória, porque você precisa se lembrar dos acontecimentos e dos personagens quando pega o livro para ler.
- Aprender. O conhecimento treina sua memória, e novos saberes estimulam a criatividade, pois novas ideias nascem da combinação de ideias antigas. O conhecimento melhora nossa compreensão do mundo e permite uma comunicação interpessoal eficaz em diversas situações sociais. Além disso, quanto maior o conhecimento, maior é a capacidade de relacioná-lo a saberes semelhantes e de retê-los na mente.
- Exercício físico. Na verdade, a prática de exercícios oferece benefícios infinitos, incluindo: redução do risco de doenças cardiovasculares, aumento da energia, melhora

do sono, incremento da neuroplasticidade (veja a página 197) e fortalecimento do sistema imune, além de ser considerada a contribuição mais importante para garantir o bem-estar mental.
- Sexo. Quando consensual, melhora por até 48 horas a percepção do relacionamento. O sexo é uma forma de atividade cardiovascular e pode produzir um excelente coquetel do bem por si só, uma vez que também aumenta os níveis de serotonina e ocitocina.

Nas minhas palestras, muitas vezes afirmo, brincando, que boa parte do que fazíamos antes de a televisão invadir nossa casa era fonte abundante de dopamina lenta. Quando pergunto à plateia o que as pessoas costumavam fazer antes da televisão e da internet, geralmente as respostas são estas: socializar, se dedicar a hobbies, cozinhar, ler livros e revistas, se entreter com jogos de tabuleiro, ocupar-se com bricolagem, cuidar de horta, dançar, ser criativo, resolver palavras cruzadas. Alguém sempre ri quando digo: "Também costumávamos ouvir o disco inteiro de uma vez!" De fato, era um hábito comum. Era quase um ritual sagrado comprar o CD na loja, levá-lo para casa e colocá-lo para tocar. Desligávamos todas as distrações e apenas ouvíamos, uma faixa atrás da outra.

Mas isso foi há muito tempo. Vivemos em um novo mundo agora, um mundo que funciona à base de dopamina rápida. E é daí que surgem muitos dos nossos problemas. Você pode facilmente liberar dopamina rápida ao afundar-se no sofá e se empanturrar de chocolate (algo capaz de elevar os níveis basais de dopamina em 150%). Outras fontes incluem fast-food, séries de TV, joguinhos de celular, redes sociais e verificação constante de taxas de bitcoin ou valores de ações, além do noticiário. A dopamina lenta, por outro lado, em geral requer um investimento maior – às vezes consideravelmente maior. Por exemplo, praticar um hobby, resolver palavras cruzadas ou participar de um jogo de tabuleiro exigem mais tempo e energia. E se há algo que o cérebro humano detesta é gastar mais energia do que o estritamente necessário. A energia, sem dúvida, é a moeda mais valiosa de toda a evolução!

Observe essa questão da energia na próxima vez em que for ao shopping. Note quantas pessoas optam pela escada rolante em vez da escada convencional. A partir das minhas próprias observações em cafeterias de centros comerciais, identifiquei um padrão notável: a esmagadora maioria das pessoas escolhe sempre as escadas rolantes, até mesmo para descer um único andar. À primeira vista parece algo totalmente sem lógica, ainda mais considerando a conscientização atual relacionada aos benefícios da atividade física para a saúde. No entanto, sob uma perspectiva evolutiva, essa preferência faz todo sentido. Para Duncan, preservar energia significava que ele precisaria de menos comida. Quanto mais comida ele conseguisse economizar, menor seria a necessidade de se expor a perigos ao sair para coletar mais. Outros exemplos de situações cotidianas em que tendemos a optar pela preservação de energia:

- Locomover-se de carro em vez de ir a pé ou de bicicleta;
- Ir de carro em vez de usar o transporte público;
- Pedir comida em vez de preparar uma refeição;
- Enviar mensagens de texto em vez de conversar pessoalmente;
- Usar a escada rolante em vez da escada comum;
- Usar um robô aspirador em vez de aspirar a casa você mesmo.

Pode-se argumentar que essas atividades nos permitem passar mais tempo fazendo o que gostamos, mas na maioria das vezes fazemos essas escolhas inconscientemente, seguindo nosso instinto primordial de preservar energia.

Desenvolver um vício em atividades que proporcionam dopamina rápida é o melhor atalho para tomar um coquetel do mal. Ceder aos excessos pode afastá-lo das fontes de dopamina lenta e de atividades benéficas mais duradouras. Um efeito secundário da obtenção fácil de dopamina é o desenvolvimento da tolerância, que leva o indivíduo a necessitar de estímulos cada vez mais intensos para alcançar o mesmo efeito prazeroso. Você provavelmente já viu alguém assistindo ao YouTube enquanto joga videogame, comendo enquanto bebe, tudo ao mesmo tempo; nessa situação, a pessoa empilha quatro fontes de dopamina. Obrigar essa mesma pessoa a assistir ao clássico filme *Casablanca* sem fontes auxiliares de dopamina seria o equivalente a torturá-la. Vale mencionar que essa produção, que enterneceu espectadores em 1942, foi considerada na época de seu lançamento uma obra extremamente cativante e emocionante. Evitar a acumulação de dopamina é uma habilidade crucial para uma vida bem-sucedida e uma medida necessária para preparar um coquetel do bem – voltaremos a esse ponto daqui a pouco. Antes, vamos falar sobre os ladrões de dopamina.

O que são e onde são encontrados? A verdade é que você está cercado deles. Os ladrões de dopamina podem ficar inclusive entre você e as pessoas que mais ama. Os empresários perceberam que conseguem transformar o seu tempo, ou melhor, a sua dopamina em dinheiro. Vamos dar um único exemplo: considere uma empresa que desenvolve um aplicativo de jogos. Essa empresa agora tem três maneiras de lucrar às suas custas:

- Quanto mais tempo você passar no aplicativo ou site deles, mais receita de publicidade eles poderão gerar com os anunciantes.

- Quanto mais tempo eles investirem em estimular seu interesse em permanecer no aplicativo, maior será a probabilidade de você gastar dinheiro com atualizações e melhorias.
- Quanto mais usuários eles fisgarem com gatilhos de dopamina, maior será a base de usuários e maior será o valor percebido do aplicativo, do site ou da empresa.

A ideia central do negócio, então, é desencadear o máximo possível de dopamina no cliente e depois converter sua reação em dinheiro. Antes de desenvolver jogos e aplicativos de apostas, algumas empresas até realizaram estudos aprofundados sobre cognição, psicologia e biologia para aprender a maximizar a dopamina rápida usando cores, sons, formas e animações. Mas por que elas não se concentram na dopamina lenta para proporcionar valor real e benefícios a longo prazo aos clientes? Veja bem: se fizessem isso, seriam também vítimas do "fenômeno da escada rolante". O que os ladrões de dopamina fazem é lhe oferecer a escada rolante. Se alguém de repente lhe oferecesse uma escada comum, estaria pedindo que investisse muito mais energia na tarefa e, como mencionei, já evoluímos a ponto de preferir evitar esse esforço.

Os ladrões de dopamina se escondem em outros lugares além do celular. Como os fabricantes levam os clientes a comprar seus produtos nas lojas? Bem, eles tornam esses produtos mais atraentes do que os outros. E como conseguem? Para começar, fazendo o produto parecer mais saboroso, deixando o cliente com água na boca só de olhar a embalagem. Por que não incrementar também o tato? Isso elevará suas expectativas e fará os níveis de dopamina rápida dispararem. De repente, sua atenção se volta para uma marca que você ainda não experimentou, o que fará a dopamina aumentar ainda mais. Você chega em casa, abre a embalagem e experimenta o produto que prometia ser uma opção saudável para o café da manhã. Sua dopamina sobe quando os 15% de açúcar contidos no produto atingem a corrente sanguínea. Seu cérebro ficará em êxtase, e você rapidamente internalizará a crença de que o produto é maravilhoso e que vai comprá-lo novamente. Um momento depois, sua linha basal de dopamina vai despencar e seu cérebro vai implorar por mais: "*Quero mais dopamina!*"

Você provavelmente já ouviu a expressão "é tão fácil quanto tirar doce de criança". Uma versão moderna dessa expressão poderia ser: "É tão fácil quanto roubar dopamina de uma criança." É aterrorizante notar como aplicativos e jogos são especificamente projetados para desencadear a liberação de altas quantidades de dopamina em crianças. Os adultos, pelo menos teoricamente, são capazes de resistir aos estímulos. O córtex pré-frontal adulto é muito mais desenvolvido, o que nos confere uma maior capacidade de pensar racionalmente e de demonstrar força de vontade. Para os adultos, é mais fácil escolher a dopamina lenta em vez da dopamina rápida. Apesar disso, muitos ainda são vítimas dos ladrões de dopamina. Quem fica preso nesse ciclo corre o risco de aos poucos deteriorar a linha basal de dopamina, o que dificulta as sensações de prazer e motivação autênticos. Esse processo, por sua vez, pode causar sentimentos de vazio, desconforto e até depressão.

Então não há nenhum aspecto positivo na dopamina rápida? Claro que há. A dopamina rápida é um componente importante na sensação de prazer e faz parte do que torna a vida tão mágica. Com certeza podemos comer chocolate, tomar uma taça de vinho, saborear uma sobremesa, jogar videogame, assistir à TV e usar aplicativos de relacionamento. Até eu faço essas coisas, e ninguém deve se privar disso. Mas o ideal é realizar essas atividades sob duas condições:

1. Você está ciente dos impactos da dopamina rápida e de como ela pode interferir nos gatilhos da dopamina lenta.
2. Você aprendeu a lidar com a dopamina. Se você não dominar sua dopamina, ela vai dominar você.

Então o que vamos fazer exatamente é: aprender a lidar melhor com a dopamina rápida. Vou apresentar seis ferramentas que você pode usar para controlar e dominar a dopamina rápida, permitindo-lhe preservar sua inclinação natural de incorporar mais "atividades reais" à sua vida. Você está prestes a começar uma incrível jornada, isso eu garanto! Encerrarei este capítulo com mais quatro ferramentas que você pode usar para produzir dopamina e motivação sempre que precisar. Lembre-se de avançar com calma nesse processo e certifique-se de reservar um tempo para refletir sobre como cada ferramenta impacta a sua vida.

Ferramenta 1: Empilhamento de dopamina

Observe se a seguinte situação lhe parece familiar: Quando a dopamina liberada enquanto assistimos a uma série no computador não é suficiente, acrescentamos a pipoca. Quando a pipoca também não satisfaz, pegamos algo para beber. Se ainda assim não basta, começamos a mexer no celular enquanto a série está rolando. E se *nem isso* adianta, ligamos a TV. Isso equivale a empilhar várias fontes de dopamina. Só que essa prática pode causar três problemas:

1. Não há um limite natural para esse empilhamento – você vai precisar estimular cada vez mais fontes de dopamina para alcançar os mesmos efeitos satisfatórios.

2. A vontade natural do cérebro de fazer o empilhamento, o que significa que, mesmo em situações que exigem certa concentração – por exemplo, quando estamos dirigindo –, o cérebro exigirá mais dopamina. Assim, ficamos muito mais propensos a sucumbir ao desejo de mexer no celular, quando essa deveria ser a última coisa a fazer. O número de acidentes de trânsito aumentou de 10% a 30% em várias regiões do mundo, uma consequência diretamente associada ao uso do celular.
3. A superestimulação torna mais difícil apreciarmos a atividade original que estávamos realizando – assistir a uma série, por exemplo.

Então, como devemos lidar com essa questão? Ter consciência do fenômeno de empilhamento da dopamina é o primeiro passo. No entanto, se você sente que precisa tomar medidas mais radicais, veja três sugestões:

1. Elimine imediatamente o hábito de acumular atividades e cultive a disciplina de se dedicar a uma de cada vez. Por exemplo, assista a um programa de TV sem distrações, concentre-se em passar um tempo de qualidade com seus filhos ou simplesmente dirija sem pegar no telefone e sem ouvir podcasts.
2. Elimine uma fonte de dopamina de cada vez: quando assistir a uma série, guarde o celular; desligue a televisão que ninguém está vendo, e assim por diante.
3. Entre em *abstinência*. Durante os anos em que atuei como coach de autoliderança, recebi inúmeros relatos sobre os maravilhosos benefícios de eliminar todas as fontes de dopamina rápida por um período de 10 a 30 dias. Meus clientes contavam que, após esses 30 dias, pegavam no

celular e ficavam surpresos com a quantidade de tempo que gastavam nele antes, como se estivessem enfeitiçados ou hipnotizados. Para quem deseja tentar o método da abstinência ou testar uma estratégia intermediária – retirar metade das fontes de dopamina rápida da rotina –, uma dica é substituir o que foi eliminado por fontes de dopamina lenta. Ler livros, resolver palavras cruzadas, socializar, retomar um hobby esquecido ou algo semelhante pode facilitar bastante essa transição. Não estou sugerindo um "detox de dopamina". A dopamina não é uma toxina. O cérebro apenas desenvolveu o hábito de satisfazer aos desejos de dopamina rapidamente, e hábitos são algo a que nosso cérebro tende a se apegar, pois é altamente eficiente em termos de economia energética.

Ferramenta 2: Equilíbrio de dopamina

Quando ocorre um desequilíbrio entre as liberações de dopamina rápida e lenta, nossa vida pode ser afetada. Uma lição que aprendi é que esse equilíbrio varia de uma pessoa para outra. A minha definição de equilíbrio é simples: é a proporção entre a quantidade de dopamina rápida e dopamina lenta que você permite em sua vida. Pessoalmente, procuro manter algo próximo a 80/20, o que parece ser a proporção ideal para a maioria das pessoas. Isso significa que posso preencher minhas horas acordado com cerca de 20% de dopamina rápida, sem que estas fontes ameacem controlar meus dias ou me afastar das experiências de dopamina lenta. Se eu descarregar 40% de dopamina rápida no fim de semana, meu cérebro tende a resistir a qualquer coisa que envolva dopamina lenta, como jardinagem, atividades manuais ou exercícios.

Uma ótima estratégia é evitar começar o dia verificando o celular, pois a dopamina rápida que você provavelmente receber vai reduzir sua "fome" por dopamina lenta. De acordo com a Dra. Nikole Benders-Hadi, psiquiatra especializada em saúde mental, a transição abrupta do estado de sono para a enxurrada de informações que o celular traz também tende a impactar sua capacidade de concentração e de priorização pelo resto do dia. Faça algumas tentativas e note a diferença que faz essa mudança de hábito.

Outra sugestão é desativar as notificações do celular. Para alguém com desejo de dopamina, as notificações podem ser como um pacote de batata chips diante de uma pessoa com fome. Assim que você vê uma única notificação (ou come uma única batatinha), desenvolve uma vontade incontrolável de conferir o celular outra vez dali a instantes (ou comer mais batatas chips).

Ferramenta 3: Dopamina intermitente

Permitir uma liberação de dopamina rápida em qualquer momento ou circunstância pode ter um efeito adverso na sua capacidade de aproveitar a vida. Vamos examinar um exemplo conhecido do mundo da música. A primeira vez que ouve uma música, você pode pensar: *Uau, que máximo!* Depois, parece que a música vai ficando cada vez melhor conforme vai sendo executada. Ouvir a música provoca uma liberação de quantidades cada vez maiores de dopamina, até o dia em que aquela satisfação inicial esmorece. Alguns meses mais tarde, talvez você enjoe da música. Se, em vez disso, você tivesse fracionado a dopamina, dando um intervalo maior entre cada execução, a música poderia ter agradado por mais tempo. Outro exemplo disso são as "maratonas de série", quando você assiste a todos os episódios de uma tacada só. É como engolir um saco inteiro de bala de uma vez: inicialmente será maravilhoso, mas a alegria vai durar pouco. Quando a série acabar, pode ter certeza de que a dopamina irá despencar. Eu adoro fazer uma série durar, então prefiro "economizar" os episódios, ou seja, ver cada um depois de longos intervalos. Essa tática permite um enorme impulso de dopamina. Depois de ver um episódio, passo um tempo relembrando os acontecimentos e repassando minhas impressões, além de refletir sobre os personagens e teorizar sobre os rumos da trama. Apenas quando meu cérebro começa a dar sinais de que está perdendo o interesse, assisto ao episódio seguinte. Desse modo, consigo aproveitar séries e livros por um período mais prolongado. Até me abstive de assistir aos episódios finais de algumas séries porque gosto da sensação prazerosa – que vem da dopamina – de imaginar possíveis desfechos para a história. Ok, admito que minha prática da dosagem intermitente de dopamina é meio incomum, mas tenho certeza de que não estou sozinho nessa.

Outra coisa que sei que as pessoas fazem é a "dança pré-compra", ou seja, o processo que antecede a compra de algo que você deseja muito. É quando você se permite buscar a compra perfeita, explorando opções, lendo, estudando, investigando e perguntando a respeito do produto que deseja. O processo completo pode ser uma experiência altamente prazerosa. A tática de fracionar a dopamina nada mais é que uma forma de prolongar a experiência. O oposto disso é efetuar a compra logo e desfrutar de uma descarga intensa de dopamina – invariavelmente seguida por um rápido declínio.

Será que podemos tirar algum proveito desses declínios? De fato, é possível aprender a "fracionar" essas quedas, pelo menos em certas circunstâncias. Imagine trabalhar em um projeto com um prazo e alcançar a linha de chegada após meses de esforço e ansiedade. É bem provável que você se sinta absolutamente fantástico, chegando até a convidar toda a equipe para celebrar a conclusão do projeto. Todos estarão presentes, e o astral vai estar nas alturas! No dia seguinte, porém, você deve começar um novo projeto. Quatro meses de trabalho árduo renderam apenas quatro horas de comemoração. Parece razoável? Você está praticamente implorando por uma queda de dopamina. Tente evitar isso emendando logo no projeto seguinte; de qualquer forma, essa tática não costuma ser muito eficaz. Por isso, sugiro que comemore por etapas! Prolongue o prazer de suas vitórias. Comemore a semana toda, mas com pouca intensidade em cada dia. Relembre momentos do projeto e fale sobre seus sucessos. Essa atitude traz um efeito colateral positivo interessante: você e sua equipe vão se sentir mais motivados a encarar o próximo desafio!

Ferramenta 4: Dopamina intrínseca vs. dopamina extrínseca

David Greene e Mark R. Lepper, pesquisadores da Universidade de Stanford, realizaram um experimento extraordinariamente fascinante, embora um tanto sádico, com uma turma de pré-escola. Os participantes tiveram a oportunidade de desenhar e adoraram, demonstrando o que é conhecido como motivação intrínseca. Isso significa que o próprio ato de desenhar já era a motivação: as crianças ficaram felizes, puderam acompanhar o próprio progresso e adoraram a atividade. Na etapa seguinte, passaram a receber recompensas pelos desenhos, uma fonte extrínseca de dopamina. A cada desenho feito, as crianças recebiam um brinde. No início elas ficaram bem empolgadas; porém, em um determinado momento, os pesquisadores pararam de distribuir esses prêmios. O resultado foi que as crianças demonstraram um interesse significativamente menor pela atividade. Elas pararam de desenhar, visto que a motivação intrínseca anterior havia sido substituída por uma motivação extrínseca, posteriormente removida. As duas fontes motivacionais deixaram de existir.

Esta é uma ferramenta extremamente útil para você aplicar na sua vida. O truque aqui é tornar o processo em si motivador. Em outras palavras, a recompensa que você recebe depois de realizar uma tarefa não deveria ser o que lhe dá motivação para cumpri-la. Digamos que você não esteja muito a fim de ir à academia e decida se permitir um agradinho depois do treino, como um suco ou um energético. Essa estrutura de recompensa extrínseca pode reduzir sua motivação natural e intrínseca de praticar os exercícios. O ideal é eliminar essa recompensa externa e se concentrar nos benefícios da atividade física, como a sensação revigorante e a satisfação de observar o seu progresso, entre outros aspectos de saúde. A mesma abordagem pode ser aplicada, por exemplo, quando você precisa varrer o quintal. Enquanto realiza a tarefa, em vez de pensar na recompensa de ver um filme ou de tomar um banho quente, concentre-se em como é maravilhoso estar ao ar livre. Curta o prazer de deixar o jardim limpo, ouça o canto dos pássaros e aproveite o calor do sol na sua pele!

A explicação neurológica para isso é que o córtex pré-frontal (sua força de vontade) orienta você a encontrar alegria no próprio processo. Não estou sugerindo que deixe de ter motivações extrínsecas. Eu *amo* me recompensar de vez em quando com pequenos agrados pelas minhas realizações. *Porém* me esforço para não permitir que essas recompensas ganhem mais importância do que o prazer que sinto ao realizar as atividades em si.

Ferramenta 5: Variabilidade da dopamina

Esta ferramenta se inspira nos jogos. Existem inúmeras razões para as pessoas apostarem e jogarem, investindo tempo e dinheiro em troca da emoção que essa atividade desperta. Um dos mecanismos que estimulam a jogar mais tem a ver com a emoção de *quase* ganhar, que proporciona mais dopamina do que perder. É essa sensação que vai encorajá-lo a tentar o jogo novamente. Como podemos aplicar esse princípio no dia a dia? Tenha sempre um dado consigo ou instale no celular um aplicativo que simule o lançamento de dados. A próxima vez que você for realizar uma tarefa – por exemplo, sair para tomar um café –, lance o dado. Se der o número um, você toma café numa lanchonete mais perto de casa; se der o número dois, você toma café na padaria, e assim por diante. Apenas se o número sorteado for seis é que você se permite ir à cafeteria de sua preferência. Você também pode criar uma regra na qual os resultados um a três signifiquem seguir o plano original, enquanto resultados quatro a seis indiquem mudar de planos. Uma vez experimentei essa tática durante uma viagem com meu primo. A cada bifurcação na estrada, lançávamos os dados: se saíssem números de um a três, viraríamos à esquerda; se saíssem entre quatro e seis, viraríamos à direita. Acabamos acampando em um pântano infestado de mosquitos no norte da Suécia, mas essa viagem ainda é uma das mais emocionantes que já fiz na vida.

Os jogos capturam sua atenção porque oferecem surpresas. Se um jogo é totalmente previsível, com certeza você vai enjoar dele. É por isso também que muitos fabricantes de alimentos investem tanto tempo e esforços para lançar novos produtos ou mudar a embalagem dos já existentes. Como aplicar isso para melhorar sua vida, então? Em um estudo realizado por Ed O'Brien e Robert W. Smith, eles pediram aos participantes que comessem pipoca usando hashis, o que fez a pipoca parecer mais saborosa, mais cheirosa e mais divertida de comer. Também fizeram os participantes beberem água em copos não convencionais, como taças de martíni, o que aumentou ainda mais a satisfação relatada. Você provavelmente já notou esse fenômeno por conta própria. Sair do convencional ao realizar uma atividade torna a experiência mais memorável e agradável, portanto mais satisfatória como um todo.

Ferramenta 6: Ressaca de dopamina

A última ferramenta deve ser usada tanto como um sinal de alerta quanto como cura para aliviar uma ressaca indesejada. Talvez as ressacas mais comuns hoje em dia sejam as de dopamina. O engraçado é que essa ressaca costuma aparecer aos sábados e domingos, mas *não* porque você exagerou no álcool. O que a provoca é o grande contraste entre as quantidades de dopamina que você recebeu durante a semana de trabalho agitada e a repentina falta dela no fim de semana. Da mesma forma, ocorre o oposto em alguns casos. Após um fim de semana de intensa liberação de dopamina, a segunda-feira chega, e é hora de retornar ao trabalho, que não proporciona muita satisfação, resultando em uma queda na liberação dessa substância. Muitas pessoas recorrem a maratonas de séries ou ao uso excessivo do celular como uma forma de automedicação. Algumas o fazem de maneira consciente e equilibrada, até mesmo como uma estratégia de recuperação, enquanto outras simplesmente se entregam ao escapismo. Para algumas, o vazio repentino e a abstinência de dopamina podem se manifestar como desânimo ou tristeza, enquanto outras podem reagir com sintomas de ansiedade e depressão.

Depois de ler este texto, você entenderá o que é a ressaca de dopamina e como ela pode afetar qualquer pessoa. Se você identificar esse padrão em sua vida, aceite-o. Não se deixe irritar – essa simples mudança de perspectiva pode ter um impacto significativo. Outro conselho que posso oferecer é evitar picos repentinos de dopamina nos fins de semana, pois isso pode gerar um ciclo de busca constante por níveis cada vez mais elevados desse neurotransmissor, o que, a longo prazo, não é saudável. Em vez disso, tente equilibrar sua dopamina rápida nos fins de semana realizando "atividades de verdade" que promovam a liberação de dopamina lenta, como passear ao ar livre, tomar sol, ir à academia, socializar, entreter-se com jogos de tabuleiro, ler livros, meditar ou descansar.

O que acontece quando a dopamina acaba?

Se você submeter seu cérebro a uma sucessão infinita de picos de dopamina por anos a fio, é possível que a fonte "seque". Para ser mais preciso, ocorre uma dessensibilização à dopamina, o que envolve uma redução prolongada na sinalização dessa substância e na atividade dos receptores. Uma resposta mais fraca à recompensa é, sem dúvida, um dos indicadores mais claros de um vício.

Os vícios em geral começam como pequenos hábitos, que aos poucos se tornam mais difíceis de controlar. Todos nós estamos predispostos a várias formas de vício. Dá para comprovar essa afirmação em qualquer cafeteria aconchegante, onde as pessoas se encontram para comer, socializar e conversar. Ultimamente, a maioria das pessoas não tem ficado satisfeita por apenas sair com um amigo para comer um docinho e tomar um *latte*. O que se observa é que elas têm pegado o celular a cada poucos segundos para dar a si mesmas uma dose extra de dopamina. A próxima vez que for a um café, olhe em volta. Muitas vezes os amigos se sentam juntos, cada um ocupado com seu celular, em vez de interagir uns com os outros. As respostas de recompensa deles são fracas, e o empilhamento de dopamina parece ser a única forma de atingir aquele pico tão agradável e cada dia mais difícil de alcançar. Não é exagero afirmar que muitos de nós nos tornamos dependentes de dopamina.

Outro exemplo disso pode ser observado em pessoas que trabalham muito e de forma intensa por causa do poderoso impulso que a dopamina proporciona. Lenta, gradual e quase imperceptivelmente, a resposta de recompensa desses indivíduos começa a se esgotar, e eles podem acabar recorrendo à comida e ao álcool para atingir os mesmos efeitos por meio do empilhamento de dopamina. O nível de estresse vai subir, por isso eles terão que se esforçar ainda mais para alcançar a tão desejada onda de dopamina, o que, por sua vez, acentua o estresse e reduz o prazer (e a dopamina). Assim, eles acabarão compensando esse desequilíbrio com mais comida e mais álcool. É um círculo vicioso.

Lembro-me de uma viagem de trem que fiz para Malmö cerca de 10 anos atrás, antes de conhecer os efeitos do empilhamento de dopamina e sua consequente dessensibilização. Do outro lado do corredor, um senhor mais velho contemplava a paisagem pela janela. Eu estava ao laptop, trabalhando e assistindo a um filme ao mesmo tempo. Quando o filme terminou, dei uma olhada nas notícias no celular, rolei o feed das redes sociais e joguei vários joguinhos até a bateria acabar de vez. A essa altura, peguei a *Kupé*, uma revista de bordo oferecida pela empresa ferroviária sueca, e comecei a ler. Assim que terminei a leitura, percebi que estava desesperado por alguma distração, já que a ressaca de dopamina tinha tomado conta do meu corpo. Algo dentro de mim implorava por *mais*. No entanto, forçado a me concentrar em algo que não fossem telas, voltei o olhar para o homem do outro lado do corredor. Ele permanecera sentado aquele tempo todo, com o mesmo sorriso no rosto, apenas admirando a paisagem rural por quase duas horas. Foi quando minha ficha caiu: eu estava viciado em dopamina.

Seu motor de dopamina

A dopamina é o seu motor de ignição, a fonte de energia que pode ajudar você a concluir qualquer tarefa, seja divertida ou penosa, com um sorriso e um grande senso de satisfação. As seis ferramentas anteriores permitirão que você recupere a energia primordial, o desejo natural de fazer "coisas de verdade", assim como o ajudarão a lidar com a liberação de dopamina rápida. Em breve seu motor estará vibrando tão suavemente quanto um Rolls-Royce bem lubrificado. Só que motores também podem acelerar. A pergunta que ainda me falta responder é: Como podemos "injetar" dopamina em nós mesmos quando quisermos, garantindo uma dose imediata de motivação para iniciar o dia, o próximo projeto ou a próxima atividade? Veja a seguir mais quatro ferramentas que podem ajudá-lo nesse objetivo.

Ferramenta 7: Motivações emocionais

Quando meu filho Tristan tinha 9 anos e foi introduzido à tabuada, ele apresentou uma grande resistência. Ninguém conseguia convencê-lo a aprender aquilo. Até que minha esposa, Maria, abriu uma cafeteria naquele verão. Tristan viu uma oportunidade de complementar a mesada e perguntou à mãe se poderia trabalhar no estabelecimento. Maria concordou: "Claro! Você pode ficar no balcão e receber o dinheiro dos clientes no caixa." Por ser bastante sociável, Tristan ficou entusiasmado com a ideia. A mãe, no entanto, acrescentou: "Mas você vai ter que aprender a tabuada antes. Alguns clientes compram mais de uma coisa, por exemplo, três pirulitos a 30 centavos cada." Tristan enfim compreendeu por que precisava aprender a tabuada. Sua motivação foi ativada, e, como dizem, o resto é história.

Tenho 10 "motivações" impactantes e escolho qual usar dependendo da atividade para a qual preciso elevar os meus níveis de dopamina. Aí vão quatro exemplos de pensamentos que geram em mim um forte impulso de motivação em menos de um minuto:

1. Se me sinto pouco motivado para dar uma palestra, paro e penso em como lutei contra a depressão durante 17 anos, em quanto minha vida mudou desde então e que não desejo para ninguém o que passei.
2. Se me sinto pouco motivado para ir à academia, penso no meu pai. Ele era britânico, uma figura lendária que costumava sair com Sean Connery e Roger Moore, e realmente merecia mais do que sofrer três AVCs e ter que lidar com suas terríveis sequelas nos últimos 15 anos de vida. Os derrames foram, em parte, decorrentes da falta de uma alimentação saudável e de uma rotina de exercícios físicos. Dessa forma, meu pai serve de inspiração, minha mais poderosa *motivação* para manter uma alimentação saudável e praticar atividades físicas com regularidade.
3. Se me falta motivação para dar a palestra "Como evitar a morte pelo PowerPoint", penso em uma reunião de pais na escola do meu filho. A professora abriu uma apresentação horrorosa no PowerPoint, com um fundo branco e texto microscópico, apagou a luz, se recolheu a um canto e começou a falar com uma voz monótona enquanto indicava os itens na tela com o auxílio de um laser vermelho.

4. Como sou muito tímido, a perspectiva de conhecer gente nova quase sempre é um gatilho para minha ansiedade. Se eu levasse em conta minha intuição, sempre desmarcaria encontros. Em vez disso, transformo o medo em *motivação*, ou seja, fico imaginando quão agradável vai ser o encontro e relembrando momentos maravilhosos que vivi com pessoas que tinha acabado de conhecer.

Para fortalecer a sua motivação o suficiente para conseguir ânimo em qualquer momento, associe-a a uma emoção ou lembrança – você deve ter reparado que fiz isso em todos os exemplos que citei –, que pode ser tanto positiva quanto negativa. E assim que precisar dessa motivação, relembre as emoções associadas a ela e concentre-se nelas até conseguir senti-las fisicamente, por todo o corpo. Algumas pessoas acham mais fácil praticar esse exercício do que outros, mas todos têm a capacidade de realizá-lo.

Você também pode criar motivações emocionais ao se expor a uma situação específica ou ao local que desencadeia sua emoção. Veja um exemplo: meus filhos estavam morrendo de vontade de ter um coelho de estimação – idealmente dois. Contudo, estavam tendo dificuldade de economizar o suficiente para comprar os animais. Achei uma pena, porque criar os coelhos seria uma ótima oportunidade para eles exercitarem organização de rotinas, cuidado, empatia, respeito e todas as outras coisas que aprendemos ao cuidar de animais de estimação. Então, em um fim de semana, levei dois filhotes para casa. No domingo, devolvi-os para o criador. A experiência deu uma injeção de ânimo nas crianças! Elas tiveram uma amostra da motivação emocional, e o impacto foi enorme. Três semanas depois, elas deram um jeito de arrecadar o dinheiro, e fomos ao criador para comprar os mesmos coelhos que tínhamos pegado emprestados. Confesso que houve certo atrito quando devolvi os coelhos, mas o método funcionou muito bem. Se você deseja algo, concentre-se nisso, a fim de antecipar um pouco a sensação que anseia. Essa sensação logo se transformará na sua motivação emocional e funcionará como uma ótima fonte de incentivo para conquistar seu objetivo.

Ferramenta 8: Banho gelado

Em um estudo conduzido pela *European Journal of Applied Physiology*, os participantes que foram solicitados a tomar banho em água a 14º C durante 60 minutos apresentaram um aumento de até 250% nos níveis de dopamina. Esse aumento foi gradual – e não um pico repentino após uma hora –, mas mesmo breves períodos de exposição ao frio têm um impacto positivo nos níveis de dopamina e endorfina, resultando em uma elevação contínua no humor, na energia e na capacidade de concentração. O aumento do foco é um efeito da noradrenalina gerada por quem expôs o corpo ao estresse de um banho gelado. E a noradrenalina faz parte da formação da... dopamina!

Ferramenta 9: Painel dos desejos

O poder da mente é bem maior do que a maioria das pessoas se dá conta. Só de pensar em tirar férias já bate um entusiasmo, concorda? Isso também se aplica ao ato de mentalizar um celular, um carro ou um casaco novo. Você se sente bem e motivado para conquistar essas coisas, não? No entanto, assim que você começa a pensar em algo diferente, a dopamina que o deixou tão animado não exerce mais o mesmo efeito estimulante. Como a maioria das pessoas não tem uma memória perfeita, montar um painel dos desejos torna-se uma ferramenta essencial.

Você vai precisar de uma cartolina, canetinhas, uma boa tesoura e uma moldura. Cole imagens que representam seus sonhos e desejos no papel. Anote frases e citações que remetam à pessoa que você quer ser ou às conquistas que deseja alcançar. Basicamente você vai fazer um retrato do futuro que deseja para si. Quando terminar, emoldure a cartolina e pendure na parede do quarto ou do banheiro – ou talvez no lado interno da porta do guarda-roupa. Todo dia de manhã observe o painel por alguns minutos – seja ao despertar ou enquanto escova os dentes. Esteja aberto aos sentimentos que você registrou no painel e procure saborear seus sonhos e objetivos. Esse exercício garante uma liberação imediata de dopamina. A motivação irá crescer, e você vai se sentir energizado. Um bom truque é escolher apenas um elemento do painel para praticar ou focar em cada dia. Tire uma foto desse desejo e utilize-o como papel de parede ou protetor de tela do computador ou do celular. Dessa forma, você pode se servir de pequenas doses de incentivo durante o dia, onde quer que esteja.

Ferramenta 10: Impulso

Muitos de nós estamos acostumados com a ajuda misteriosa que o impulso pode proporcionar quando engatamos em uma atividade. Quando nos comprometemos a ir à academia quatro vezes por semana, juramos manter esse ritmo para sempre. Mas pode acontecer de ficarmos doentes ou tirarmos umas semanas de férias, dificultando o retorno aos eixos. O impulso parece gerar sua própria dopamina.

Quando você vai à academia com regularidade durante um

tempo e começa a notar os resultados, a motivação para manter os treinos se fortalece. O bom disso é que você pode alimentar seu motor de dopamina, ao compreender o que precisa fazer para recuperar aquela sensação – ou seja, começar! Ao retomar o ritmo, é provável que você ative uma liberação de dopamina, o que, por sua vez, desencadeia mais dopamina, e por aí vai! O motor vai voltar a funcionar sozinho! Mas não se esqueça de que a dopamina tem vida curta, e se o intervalo entre as atividades for muito longo, você pode perder o impulso outra vez. E, por fim, sua postura em relação à atividade em si terá um grande impacto na forma como a vivencia. Já percebeu que convencer a si mesmo de que uma determinada experiência ou atividade é desejável, agradável ou gratificante pode contribuir para aumentar sua satisfação e talvez até aumentar o estímulo?

Dopamina: um resumo

O primeiro coquetel do bem pode ser composto por duas variedades de dopamina. Uma delas é o que chamo de "dopamina rápida", definida como injeções rápidas de dopamina que não perduram a longo prazo, como comer chocolate, usar o celular por horas a fio ou devorar um saco de batatas chips. Coloque uma dose de dopamina rápida no seu coquetel do bem e permita-se aproveitar as coisas boas da vida. No entanto, evite acumular esses prazeres. A melhor abordagem é fracioná-los: saborear pequenas partes e não conectá-las a recompensas externas. A outra variedade é a "dopamina lenta", que deveria ser o ingrediente principal no coquetel do bem. São injeções de dopamina que trazem benefícios reais, seja imediatamente ou no futuro. Entre as táticas para consegui-la estão aprender coisas novas, praticar exercícios, ser criativo, socializar, resolver palavras cruzadas e enxergar nos desafios oportunidades para crescer, e não problemas a superar. Se você reduz a liberação de dopamina rápida, percebe a volta do desejo natural por recompensas de dopamina lenta. Para acrescentar mais dopamina lenta ao seu coquetel do bem, identifique suas motivações emocionais, monte um painel dos desejos, mantenha o impulso e tome banhos gelados.

OCITOCINA

Conexão e humanidade

"Uau! Olha que pôr do sol mágico! Venha ver!" Você está hipnotizado, admirado, e o tempo para por um instante. A respiração fica mais lenta, profunda e regular, e você sente uma inesperada conjunção de harmonia e bem-estar, embora o céu que você está admirando seja exatamente o mesmo que lhe passou despercebido pela manhã. Seu humor pode ser alterado por uma bela flor, uma incrível vista ou por seu filho bebê dando os primeiros passos. Você está experimentando a emoção do *deslumbramento*, a sensação de humildade diante de algo grandioso que parece mágico. Esse deslumbramento, ou admiração, é considerado uma categoria à parte entre as emoções. Desencadeia a liberação de serotonina e dopamina, mas neste capítulo optei por me concentrar na ocitocina. A ocitocina tem a função única de criar um senso de conexão entre você e outras pessoas, entre você e objetos ou entre você e algo maior – experiências relacionadas à natureza, ao cosmos ou à religiosidade, que é essencialmente a crença em algo maior que o indivíduo.

A ocitocina é um neuropeptídeo no cérebro e um hormônio no sangue, e desempenha várias funções. Neste livro, vamos nos ater às que têm implicações mais significativas para a psicologia humana. Deixe-me explicar por que é uma boa ideia dar um toque extra de ocitocina no seu coquetel do bem diário. A ocitocina é incrível – na verdade, é mais do que incrível! É ela que contribui para a sensação de presença, completude e – nos contextos adequados – confiança, compaixão, conexão e generosidade.

Imagine que você se aproxima de uma pessoa desconhecida na rua e lhe dá um abraço. Esse gesto seria capaz de elevar os níveis de ocitocina dela, de modo a fazê-la sentir mais confiança, compaixão, conexão e generosidade? Improvável. No entanto, um abraço caloroso e reconfortante em um amigo surtiria esse efeito. Isso significa que a liberação de ocitocina depende do contexto e geralmente precisa ocorrer de forma gradual entre as pessoas. Vale ressaltar que, como acontece com várias substâncias, a ocitocina também tem um lado negativo, o qual discutirei mais adiante. Por ora, vamos mergulhar fundo em seus aspectos positivos e entender como é possível se beneficiar dela todos os dias, tantas vezes quantas desejar.

Peço que leia estas palavras mais uma vez: presença, plenitude, compaixão, conexão, generosidade, confiança. Faça uma pausa antes de prosseguir na leitura. Pegue essas palavras e reflita sobre o profundo impacto que exercem na sua vida e nos seus relacionamentos.

Vamos voltar a Duncan, aquele nosso amigo pré-histórico. É sexta-feira, cerca de 25 mil anos atrás, e é um dia que ele nunca mais esquecerá. Como de costume, Duncan está dentro de sua humilde cabana feita de presas de mamute, galhos e argila. Deitado, ele ouve o barulho da chuva e admira a cesta cheia de maçãs vermelhinhas que coletou ao longo da última semana. Satisfeito, Duncan percebe que está alucinando outra vez, pois desconfia fortemente de que há alguém do lado de fora pigarreando e batendo à porta usando as presas de mamute. Ele desvia o olhar para sua parede e chega à conclusão de que se acostumou com as alucinações; afinal, já tivera algumas experiências infelizes com cogumelos silvestres. No entanto, essa alucinação parece diferente: continua igual e persistente. De repente, Duncan fica paralisado... Será que isso está acontecendo mesmo? Não é possível! Ele permanece na cama, imóvel, incapaz de decidir se o que está sentindo é pânico ou êxtase. Faz tanto tempo desde que se deparou com alguém da própria espécie que mal se lembra de como ele é. Batem mais uma vez. Duncan sai da cama de palha e vai até a entrada, onde vê uma mulher – exausta, ensopada e esgotada – da própria espécie. E com o rosto mais bonito que ele já viu.

Se o cérebro de Duncan não produzisse ocitocina, talvez ele apenas fechasse a porta na cara da moça e voltasse para a cama. Mas, graças a essa e outras substâncias, ele é tomado por um sentimento de empatia pela desconhecida e logo a convida a entrar, oferecendo um assento perto das chamas crepitantes da fogueira.

Os dias passam, e os dois conversam se servindo de chá de mirtilo e torta de maçã. O nome dela é Grace, e ela explica que se perdeu da tribo há meses e que não consegue reencontrá--los. Quanto mais eles se conhecem, mais ocitocina produzem, fortalecendo um vínculo. Então começam a fazer contato físico, elevando mais os níveis de ocitocina. Certo dia, acabam se apaixonando perdidamente, o que leva a interações sexuais, alavancando ainda mais os níveis de ocitocina. Nove meses depois, Duncan e Grace se tornam os pais de duas lindas crianças, Elsie e Ivor. A ocitocina que conecta todos eles constitui um vínculo inquebrável, e agora eles são uma família. Respeitam--se, amam-se e escutam uns aos outros. A ocitocina também os liga ao seu hábitat, ao lugar onde vivem. É graças a ela que essa família ama tanto aquele lugar específico e todas as memórias que construíram lá.

De volta à realidade

Você já percebeu que mal-entendidos, conflitos e discussões parecem acontecer com mais frequência quando a ocitocina está baixa? Isso ocorre quando falta comunicação, contato físico e tempo compartilhado na relação. O oposto ocorre quando as pessoas em um relacionamento *de fato* se comunicam, trocam contato físico e reservam tempo um para o outro. Um conselho sobre esse tema é que não se deve tomar decisões importantes nem pouco antes nem pouco depois do sexo. Um estudo conduzido por Andrea L. Meltzer, da Florida State University, descobriu que as duas partes dos casais participantes experimentaram uma melhoria significativa no relacionamento por até 48 horas depois do sexo. Portanto, esta é uma comprovação científica de que se deve manter relações sexuais pelo menos a cada 48 horas! Durante o ato, são liberadas grandes quantidades de ocitocina e outras substâncias no cérebro. Um efeito semelhante, embora menos intenso, ocorre em interações físicas mais sutis, como abraços demorados, beijos, massagens, toque, contato visual e até mesmo escuta ativa e atitudes gentis. Faria muito bem se você interrompesse a leitura neste momento e se dedicasse mais a incorporar esses oito ingredientes no seu relacionamento. Sem dúvida você já deve ter notado que os efeitos positivos de um bom relacionamento tendem a afetar quase todas as áreas da nossa vida. Mas há muito mais a aprender e fazer aqui, então continue lendo.

Quando as pessoas me perguntam coisas do tipo "Como posso ser um bom amigo?", "Como posso me tornar popular?" ou "Como posso ser o tipo de pessoa com quem os outros querem ficar?", minha resposta é simples: torne-se o melhor ouvinte que puder e aprenda a se interessar pelas pessoas. Pelo que pude observar, os indivíduos mais influentes, aqueles que geram mais ocitocina, são os que sabem ouvir, os que se importam e os que demonstram consideração. Nós não esquecemos essas pessoas, pelo contrário, nos importamos com elas e as respeitamos. Se você fizesse uma pausa agora e pensasse nos seus amigos, certamente conseguiria listar todos aqueles que se importam de verdade quando você compartilha algo sobre si mesmo, seja positivo ou negativo. E, muito provavelmente, pensar nessas pessoas lhe traria um sorriso ao rosto.

Além de dedicarmos muito tempo a nossos entes queridos, passamos infinitas horas no trabalho. A ocitocina desempenha um papel importante nesse contexto e pode até ter impacto no êxito dos negócios. Em um ambiente onde os colegas de trabalho se importam uns com os outros, se ajudam e compartilham laços de lealdade, tanto a ocitocina quanto os lucros tendem a ser abundantes.

Agora que entendemos o impacto psicológico da ocitocina no nosso bem-estar, chegou a hora de arregaçar as mangas do bartender que existe em nós e aprender a produzir mais desse neurotransmissor em nós mesmos e nos outros enquanto seguimos em nosso dia a dia. Também vamos refletir sobre como você já o utiliza hoje e como poderia começar a fazê-lo se ainda não se beneficia dele.

Ferramenta 1: Deslumbramento

Vamos começar com o deslumbramento, a emoção que citamos na introdução deste capítulo. O deslumbramento é uma resposta emocional diante da percepção de algo grandioso, algo que vai além da nossa compreensão. Esse sentimento pode ser despertado, por exemplo, por experiências marcantes na arte e na música ou, o que é mais comum, na natureza. Também pode ser vivenciado em eventos coletivos memoráveis, como grandes shows ou comícios políticos. Mas vamos começar nossa exploração em uma floresta. Imagine que ela é repleta de altíssimos carvalhos, olmos e bordos, cujas primeiras folhas do outono começam a cobrir o solo. Um pica-pau curioso mergulha e voa em meio à copa das árvores. Em estudo conduzido por Virginia E. Sturm, da Universidade de Berkeley, na Califórnia, os participantes deveriam caminhar em uma floresta assim por 15 minutos diários. Durante um período de oito semanas, eles deveriam capturar momentos específicos das caminhadas por meio de selfies. Um grupo recebeu as seguintes instruções: "Enquanto caminha, observe ao redor com olhos renovados, como se estivesse vendo cada detalhe pela primeira vez. Durante o percurso, reserve um momento para absorver a vastidão do cenário, seja apreciando uma vista panorâmica ou examinando minuciosamente folhas e flores de perto." O outro grupo não recebeu orientações específicas e foi instruído apenas a caminhar e capturar selfies. Depois disso, ambos foram convidados a avaliar as caminhadas em um questionário. Surpreendentemente, o grupo que fora encorajado a ter uma experiência de deslumbramento relatou uma melhora gradual na capacidade de admirar, além de um crescente sentimento de reverência ao caminhar. As autoavaliações também revelaram um aumento significativo nas emoções que favorecem a sociabilidade, como compaixão e gratidão, quando comparadas ao grupo de controle que realizou as caminhadas sem ter recebido instruções.

O que mais me fascina nesse estudo é que os participantes do grupo do deslumbramento começaram a tirar as selfies de uma nova maneira. Dois aspectos mudaram: o primeiro foi que, com o correr das semanas, rostos e corpos passaram a ocupar menos espaço nas imagens; o segundo foi que eles começaram a exibir cada vez mais sorrisos sinceros. Virginia E. Sturm comentou: "Uma das características principais do deslumbramento é que ele estimula o que chamamos de 'pequeno eu', uma noção saudável da proporção entre o próprio eu e a grandeza do mundo que o cerca." É evidente que as reflexões e os pensamentos dos participantes do grupo do deslumbramento evoluíram de um foco centrado no eu e nos problemas para uma abordagem mais holística, de mais gratidão.

Então, como podemos usar o deslumbramento para adicionar ocitocina ao coquetel do bem da vida cotidiana? Tomando consciência da grandiosidade que existe nas pequenas coisas. Permita-se se entregar ao deslumbramento – seja diante da origem das pedras, do voo dos pássaros, da trajetória percorrida por cada folha que cai, da singularidade de cada floco de neve. Porém, fique atento à tendência natural de nos concentrarmos em impressões visuais, já que a visão é o nosso sentido dominante. Lembre-se também de experimentar aromas, sons, sensações físicas e até os próprios pensamentos sobre todos os fenômenos maravilhosos e únicos que nos cercam.

Já que estamos abordando esse tema, gostaria de comentar outro estudo fascinante sobre o deslumbramento. O psiquiatra francês Yann Auxéméry convidou 72 veteranos militares e 52 jovens adultos problemáticos para praticar *rafting* e os incentivou a experimentar a sensação de deslumbramento durante a atividade. Os resultados foram comparados com os de grupos que também praticaram *rafting*, mas não receberam instruções específicas relacionadas ao sentimento. O grupo do deslumbramento relatou uma redução de 29% nos sintomas de transtorno de estresse pós-traumático (TEPT), uma diminuição de 21% no nível de estresse, uma melhoria de 10% nas relações sociais, um aumento de 9% na satisfação com a vida e um incremento de 8% na sensação de felicidade. São números verdadeiramente notáveis, sobretudo se considerarmos que todos eles estão relacionados a um único fator: a pausa deliberada para buscar a experiência do deslumbramento.

Cabe mencionar aqui que, em estudos nos quais os participantes foram solicitados a vivenciar o deslumbramento diante de coisas criadas por seres humanos, como grandes construções, os efeitos foram significativamente mais fracos.

Ferramenta 2: Empatia

Aqui está uma dica valiosa para estimular rapidamente a ocitocina no seu coquetel do bem: ao chegar em casa para reencontrar a família depois de um dia agitado e cheio de reuniões, atividades de trabalho frenéticas e discussões acaloradas, faça uma pausa ainda no carro ou na porta de entrada. Pegue o celular e veja um vídeo que lhe desperte empatia, como gatinhos fofos, pessoas ajudando umas às outras ou alguém que você ama. Poucos minutos já são suficientes. Então, entre em casa. A diferença é enorme. Ao entrar abruptamente, embriagado de coquetel do mal com altas doses de cortisol e dopamina rápida, talvez você nem consiga registrar um contato visual, aproveitar o abraço dos seus filhos ou prestar atenção no que estão dizendo. Mas agora, graças a essa dose estratégica de ocitocina, você será capaz de vê-los, ouvi-los e senti-los de verdade. E eles também sentirão a diferença. As pessoas dizem que o tempo é a moeda mais valiosa do mundo, mas prefiro pensar que a presença é o verdadeiro tesouro.

Essa dica pode ser igualmente útil na sua vida profissional, principalmente se você exercer o cargo de gerente ou se trabalhar com vendas. Um aumento de ocitocina pode fazer uma tremenda diferença em situações estressantes, como reuniões, apresentações e negociações. Provavelmente você já passou por uma situação parecida: após se preparar arduamente e investir 12 horas de trabalho na sua apresentação de slides, sua roupa está impecável, seus sapatos estão reluzentes e você está pronto para causar uma boa impressão. No entanto, assim que sobe ao palco, você trava. O cérebro desacelera, e você não consegue se lembrar de nenhuma palavra do roteiro que praticou até alcançar a perfeição! Você tenta seguir em frente, suando em bicas, e acaba deixando o palco sem ter a menor ideia do que falou durante a apresentação. O que aconteceu? Você teve uma overdose de cortisol e adrenalina, e seu cérebro subitamente decidiu que a plateia era um grupo hostil de tigres-dentes-de-sabre. Se tivesse utilizado a estratégia de "produzir" uma dose de ocitocina antes de começar a apresentação, teria conseguido se controlar e entregar um desempenho mais positivo. A ocitocina apresenta benefícios maravilhosos, uma vez que reduz os níveis de cortisol e a pressão arterial.

Ao longo da minha carreira como palestrante, tive a oportunidade de subir ao palco milhares de vezes. Também pude analisar muitos outros palestrantes e concluí que um equívoco comum é investir os preciosos minutos que antecedem a apresentação na revisão do roteiro ou na tentativa de se antecipar às perguntas que podem surgir. Tudo isso acaba gerando mais estresse do que o necessário. Recomendo que você reserve esses últimos 10 minutos antes da palestra para entrar no estado mental desejado. Eu costumo olhar para uma foto da minha filha de quando ela tinha acabado de completar 7 anos. Ela corre alegre em um campo, com um sorriso capaz de derreter até os corações mais frios. Então, subo ao palco num estado muito mais propício a estar presente, tanto para mim mesmo quanto para a plateia. Você também vai perceber um aumento na sua capacidade de apresentar e de lembrar o conteúdo quando tiver uma boa dose de ocitocina correndo nas veias em vez da sobrecarga de cortisol e estresse. Níveis elevados de estresse tendem a limitar o acesso à nossa memória de curto prazo. Já passei por esse processo tantas vezes que só de pensar naquele cenário forma-se uma leve névoa nos meus olhos, me envolvendo como um afetuoso cobertor de empatia.

Ferramenta 3: Toque

O primeiro encontro de dois seres humanos não é tão diferente de um pavão exibindo suas penas de maneira extravagante para atrair a fêmea. Embora nossas demonstrações sejam mais desajeitadas e talvez menos eficazes, não podemos negar que são mais interessantes. Assim que conhecemos alguém, mantemos certa distância, talvez apenas acenando com a cabeça ou trocando um longo aperto de mãos com o braço totalmente esticado. Supondo que ambos percebam que há um interesse mútuo, no próximo encontro pode haver um aperto de mãos mais suave. A dança vai se intensificando. No terceiro encontro, um dos dois talvez já tenha coragem de encostar de leve no ombro ou no braço do outro ou até mesmo de se sentar mais perto durante o almoço. Algumas semanas depois, os apertos de mãos se tornam abraços e *voilà*! Graças a essa "coreografia dos toques", nós nos aproximamos, desenvolvemos uma confiança mútua e aprendemos a trabalhar melhor juntos. Os passos dessa dança variam de cultura para cultura, mas, onde quer que você esteja, o principal ingrediente é a proximidade física gradual.

Não há necessidade alguma de pensar em taças de vinho ou subterfúgios românticos aqui – essa coreografia é apenas um processo que muitas pessoas atravessam ao conhecer outras em qualquer tipo de relacionamento. Não é tão fora do comum se considerarmos que a ocitocina é liberada de forma natural sempre que alguém toca em nós – e é isso que inconscientemente buscamos. Abordar um estranho aleatório na rua com um longo abraço, seguido de um intenso contato visual, pode ser um comportamento socialmente inadequado. No entanto, esse mesmo comportamento é esperado e valorizado entre amigos mais próximos.

Assim, talvez não seja tão estranho que algumas pessoas tenham sido mais afetadas do que outras pelo isolamento em função da pandemia de covid-19. Naquela época, se a ocitocina pudesse ser vendida, teria evaporado das prateleiras dos mercados. Vivemos um grau de isolamento sem precedentes nos dias de hoje. Estudos também revelaram que a quarentena não exatamente beneficiou nossa saúde mental; a falta de contato humano levou a um aumento de transtornos mentais, como ansiedade e depressão.

E não para por aí. Outro estudo relacionado à importância da ocitocina foi conduzido por Sheldon Cohen, da Universidade Carnegie Mellon, em Pittsburgh, nos Estados Unidos. Se alguém lhe perguntasse se você permitiria, como parte de uma pesquisa, ser infectado com um vírus do resfriado comum, você provavelmente responderia com cautela e ceticismo. Entretanto, a equipe que fez essa proposta conseguiu recrutar 406 voluntários. Os participantes receberam questionários de autoavaliação durante duas semanas para rastrear o número de conflitos que enfrentaram em seus relacionamentos e a quantidade de abraços que receberam. Depois desse período, todos os 406 foram expostos ao vírus. Surpreendentemente – ou talvez nem tanto – os voluntários que haviam recebido mais abraços ficaram menos propensos à infecção, e os que foram infectados tiveram sintomas menos graves comparados com os do outro grupo. No grupo das pessoas abraçadas com menos frequência e que passaram por mais conflitos, o sistema imune teve muito mais trabalho. Um estudo realizado com coiotes obteve resultados semelhantes, indicando que a deficiência de ocitocina provocada pelo isolamento pode, de fato, levar à morte celular.

Para experimentar os benefícios do toque físico em seu coquetel do bem, siga estas dicas: busque ter proximidade com as pessoas, passe mais tempo com amigos, estimule a proximidade com os outros, abrace ou segure nas mãos. Tenha em mente que você pode alcançar os mesmos efeitos interagindo com animais. Embora a maioria das pesquisas sobre o assunto se concentre em cães, é provável que os mesmos resultados sejam alcançados com outros animais que consideramos "melhores amigos". Se você não tem muitas oportunidades – tanto com humanos quanto com animais –, pode usufruir da sensação de ser tocado ativando os nervos sensoriais com uma pressão estática leve a moderada na pele. Um forma de conseguir isso é dormir com um edredom, de acordo com uma pesquisa conduzida por Kerstin Uvnäs Moberg. E por falar em cobertores, sabe aquela sensação aconchegante de espantar o frio ao se deitar em uma cama quentinha, arrumada e com lençóis limpos? Embora eu desconheça pesquisas relacionando essa experiência à liberação de ocitocina, tenho a impressão de que o efeito é semelhante à minha experiência com a ocitocina em outras situações. Um estudo que pode corroborar essa teoria, conduzido por Leo Pruimboom e Daniel Reheis, demonstrou que a ocitocina é liberada quando estamos com calor, como em um banho quente. Assim, ligando os pontos e levando em conta que o edredom estimula os nervos sensoriais da pele ao mesmo tempo que preserva o calor do corpo, parece bastante plausível que a sensação aconchegante que descrevi antes seja alimentada, pelo menos em parte, pela ocitocina.

Ferramenta 4: Generosidade

Ser generoso é minha tática favorita para aumentar a dose de ocitocina no meu coquetel do bem. O mais genial da bondade pura e simples é sua capacidade de desencadear um feedback estimulante, que nos motiva a ser ainda mais generosos no futuro. Em um estudo realizado pelos neurocientistas Jorge A. Barraza e

Paul J. Zak, um grupo de participantes assistiu a vídeos que não continham nenhuma carga emocional, enquanto outro grupo assistiu a vídeos que despertavam empatia, por exemplo, mostrando pessoas enfrentando crises ou demonstrando consideração pelas outras. Os participantes do grupo da empatia apresentaram um aumento de cerca de 47% nos níveis de ocitocina. Quando penso na minha jornada profissional, lembro que minha equipe de vendas reclamava que eu publicava conteúdos demais e por isso era difícil monetizar meu trabalho. Na verdade acho que é o contrário, e essa foi a base do meu sucesso como palestrante. Compartilhar conteúdo por pura generosidade, sem esperar retorno, é uma estratégia poderosa.

Quando era mais jovem, tive uma loja de artigos de pesca em sociedade com um amigo. Eu amava pescar, então fiquei pensando: *Por que não abrir uma loja especializada em pesca?* Essa também seria uma ótima forma de diversificar minha área de atuação, que girava em torno das palestras. Como muitos outros comerciantes do ramo, participávamos de feiras do setor pesqueiro, que eram experiências únicas. O evento de que me lembro agora foi particularmente incomum. Aconteceu no norte da Suécia, um lugar de beleza mágica. Era o primeiro dia da feira, e eu estava no nosso estande quando um homem veio ver nossos equipamentos de pesca. A conversa fluía bem, e em dado momento perguntei se ele conhecia bons locais para pescar naquela região, pois eu queria levar minha equipe mais tarde. Seu rosto se iluminou! Com muito entusiasmo, ele descreveu o caminho para o seu ponto de pesca preferido, mas, como não consegui entender suas indicações, ele desenhou um mapa para mim. Quando eram cinco da tarde, já perto da hora de encerrar, ele retornou ao estande e disse: "Quer saber? Vou mostrar o caminho para vocês. Percebi que o mapa ficou um pouco confuso." Ele nos guiou por 24 quilômetros de estrada –

mesmo totalmente fora de seu trajeto! – e, quando chegamos, ofereceu: "Como vocês estão sem barco, podem usar o meu. A chave está ali. Só peço que deixem no mesmo lugar quando terminarem." Ele estava muito alegre, e nós também! Mas não parou por aí. No último dia da feira, ele retornou ao nosso estande e nos fez um convite: "A próxima vez que vierem aqui, podem ficar no meu chalé. Não costumo ficar lá na época da feira. Ah, e não precisam pagar nada!" Tive que perguntar a ele por que estava sendo tão generoso. Rindo, ele respondeu: "Eu sou assim com todo mundo. Fico feliz quando vejo os outros felizes. É como o elixir da vida."

A declaração dele ficou na minha memória, e comecei a entender o que ele quis dizer com isso. Um dos ingredientes dessa poção mágica certamente é a ocitocina, embora a dopamina também tenha alguma participação. Os níveis de ocitocina do corpo aumentam de forma significativa quando ajudamos o próximo, o que, por sua vez, reduz os níveis de estresse e melhora nossa saúde. O curioso é que os níveis de ocitocina sobem naturalmente à medida que envelhecemos, ou seja, com o avançar da idade, nos tornamos pessoas mais prestativas.

Ferramenta 5: Contato visual

Se um acadêmico chamado Arthur Aron algum dia pedir que você faça, durante 10 minutos, uma série de perguntas íntimas a um desconhecido e, em seguida, mantenha contato visual com ele por mais quatro minutos, pode ser mais fácil descobrir o que acontece depois se você for solteiro. Acontece que esse estudo fez com que alguns de seus participantes descobrissem "sentimentos de amor" um pelo outro – uma dupla de voluntários até se casou seis meses após o teste.

Talvez não seja tão surpreendente que o contato visual entre seres humanos possa desencadear a liberação de ocitocina. Pode-se supor que interagir com animais tenha resultados semelhantes, mas você sabia que esse efeito também parece ocorrer por meio de vídeos? De acordo com um estudo conduzido pela Universidade de Tampere, na Finlândia, o contato visual por vídeo pode provocar efeitos psicológicos comparáveis aos que ocorrem em encontros físicos presenciais, mas apenas quando a conexão de vídeo for em tempo real. Durante a pandemia de covid-19, dei centenas de aulas on-line para pessoas do mundo inteiro ensinando a ministrar palestras, apresentar e conduzir reuniões no espaço digital. Eu usava as câmeras dos participantes como exemplos e tecia comentários do tipo: "Hoje temos 12 ângulos para examinar pelos no nariz, oito projeções de testa, cinco análises de cera de ouvido e duas pessoas que prestaram atenção nesse detalhe." Eu me referia, claro, ao posicionamento das webcams dos participantes. Em média, apenas dois de cada grupo seriam aprovados. O que eles fizeram de diferente? Posicionaram as câmeras na altura dos olhos e usaram uma fonte de luz para dar um efeito de calor ao rosto. Ficaram olhando diretamente para a câmera, transmitindo vitalidade. Depois dessa observação, eu dava 10 minutos para que os outros ajustassem suas câmeras. Era uma mudança enorme! Fazia uma diferença incrível quando as pessoas conseguiam se olhar nos olhos. Algumas, no entanto, ficaram decepcionadas. "Então quer dizer que passamos quase um ano e meio fazendo errado e deixamos de usar nosso senso de conectividade?" Visto por esse ângulo, realmente parece uma falha e tanto.

Costumam me perguntar muito se existe uma pílula que aumenta os níveis de ocitocina. Uma das substâncias primárias liberadas por drogas recreativas como o MDMA, também conhecido como ecstasy, é a ocitocina. Entretanto, esse é um atalho difícil de sustentar a longo prazo e que pode ser bastante prejudicial.

Embora existam fontes artificiais de ocitocina, acredito que o melhor a fazer é aprender a aproveitar o potencial do nosso cérebro. O mais interessante aqui é que uma longa lista de efeitos a longo prazo – incluindo redução da pressão arterial, níveis de cortisol mais baixos, maior resiliência ao estresse, alívio de dores, cicatrização acelerada, melhor habilidade para interpretar expressões faciais e captar nuances na entonação vocal, entre vários outros efeitos pró-sociais, como o desejo de passar mais tempo com outras pessoas – frequentemente pode ser alcançada por vias não farmacológicas que estimulam a liberação de ocitocina. Isso inclui manter fortes conexões com as pessoas ao seu redor e passar tempo com aquelas que você ama.

Ferramenta 6: Música relaxante

Você já se perguntou por que gosta de ouvir música relaxante de vez em quando? Provavelmente existem inúmeras razões, mas seu corpo pode ser inteligente o bastante para perceber que precisa disso. De acordo com uma pesquisa conduzida pela neurobióloga Ulrica Nilsson, professora do Instituto Karolinska, em Estocolmo, algo tão simples quanto ouvir meia hora de música relaxante pode resultar em um aumento nos níveis de ocitocina em pacientes pós-operatórios, acelerando o processo de recuperação. Em outras palavras, você é livre para escolher ouvir música suave sempre que quiser reduzir o estresse e promover uma recuperação mais eficaz. Isso é o que chamamos de autoliderança ativa.

Se quiser ir além e obter ainda mais ocitocina com a música, você pode cantar! Está comprovado que cantar aumenta os níveis de ocitocina, e isso vale tanto para quem é amador quanto para quem é profissional, de acordo com um estudo sueco realizado por Christina Grape e sua equipe da Universidade de Uppsala. Uma descoberta interessante é que quando ambos os grupos (amadores e profissionais) foram convidados a avaliar o próprio bem-estar depois de cantar, os amadores alegaram ter ficado mais felizes e entusiasmados, enquanto os profissionais não, embora todos os participantes tenham relatado que se sentiram mais focados e relaxados. Os cantores profissionais deram muita ênfase ao desempenho, o que os levou a secretar mais cortisol. No caso dos amadores, que se concentraram apenas em se expressar, a atividade reduziu os níveis de cortisol. Essa pequena diferença pode trazer grandes mudanças: seu *mindset*, ou mentalidade, pode alterar os efeitos da ocitocina e os níveis de cortisol! Se eu subir ao palco para dar uma palestra focado no meu desempenho, a experiência será totalmente diferente daquela em que entro concentrado em viver o momento. Com base na minha experiência, se você focar na diversão, o bom desempenho acontece de forma quase automática. Por outro lado, se você se concentrar no desempenho, é improvável que viva momentos de diversão e prazer. Pelo contrário, os efeitos colaterais tendem a ser uma combinação de estresse e ansiedade relacionada ao desempenho. Portanto, aqui vai uma dica extra: exercite a arte de se divertir e aproveitar o momento ao máximo – isso automaticamente impulsionará seu desempenho.

Ferramenta 7: Exposição ao calor e ao frio

Pode parecer um pouco paradoxal que a ocitocina seja liberada quando você se expõe tanto ao calor quanto ao frio. Entretanto, como você está prestes a descobrir, essa contradição faz sentido. Antes de mais nada, a ocitocina é liberada pelo calor – por exemplo, quando tomamos banho quente, fazemos sauna ou entramos num ambiente aquecido em dias de ventania e temperaturas congelantes. Todas essas situações têm uma coisa em comum: aliviam e relaxam. E é precisamente disso que necessitamos depois de um banho gelado ou uma sauna quente. Comprovou-se que a ocitocina é liberada em situações de estresse, e o que poderia ser mais estressante para o corpo do que um banho gelado ou uma sauna quente? Nossos níveis de adrenalina e noradrenalina atingem seu pico, desencadeando respostas de estresse mais intensas no corpo, e a ocitocina é liberada para acalmar a situação.

Ferramenta 8: Gratidão

A gratidão é uma emoção de poderes quase mágicos. Pode melhorar o bem-estar, reduzir o estresse e auxiliar na recuperação de certas lesões e aflições. Vamos examinar a gratidão em três cenários distintos. Acompanharemos três indivíduos que estão fazendo check-in no mesmo hotel.

A primeira pessoa tem uma perspectiva ingrata da vida e está sempre vendo defeito em tudo. Ao chegar ao hotel, fica irritada por ter que esperar 10 minutos para usar o carregador do carro elétrico. Quando finalmente providenciam o carregador e o carro começa a carregar, ela bate o ombro na porta giratória, que está se movendo devagar demais para o seu gosto. Ao chegar à recepção, enfrenta mais 10 minutos de espera na fila, tempo suficiente para detonar, em pensamento, o projeto do hotel, ficar incomodada com o barulho excessivo das crianças próximas e lembrar que o ombro estava dolorido. Finalmente ela recebe a chave do quarto, mas, como o elevador está interditado, precisa subir as escadas, resmungando com seus botões: "É para isso que estou pagando?"

A segunda pessoa adota a filosofia budista de se manter em

um estado emocional neutro. Assim como a primeira pessoa, ela tem que aguardar liberarem o carregador, também esbarra na porta giratória lenta, espera na fila e sobe dois lances de escada. No entanto, passa por essas situações sem avaliá-las como ruins ou boas. Ao abrir a porta do quarto, não pensa em mais nada disso. Simplesmente aceita as coisas como são, e essa postura lhe faz bem.

Agora vejamos nossa terceira e última pessoa. Ao chegar ao hotel, ela solta um gritinho de alegria. "Oba! Tem carregador de carro elétrico aqui, que sorte!" Enquanto espera o carro carregar, ela saboreia a ideia de ter o carro com carga total, pronto para a próxima etapa da viagem, no dia seguinte. Ao entrar no hotel, também bate o ombro na porta giratória lenta, mas reage dando uma risada, agradecida pelo lembrete de que não precisa se apressar. Dentro do saguão, ela fica encantada com a beleza do espaço, desfruta dos aromas que vêm do restaurante e admira as obras de arte, a arquitetura, as cores e os móveis do ambiente. "Com licença? Por gentileza? Seja bem-vinda. Vamos fazer o check-in?" Ela nem percebeu que os 10 minutos de espera na fila já haviam passado! Pega a chave educadamente e segue para o elevador, que está interditado. Mas essa situação a fez se lembrar de um livro que explicava que as pessoas, por serem naturalmente preguiçosas, tendem a escolher a escada rolante. Ela apenas ri e pensa: "Perfeito! Subir a escada vai contar como exercício." Ao entrar no quarto, ela já absorveu uma bela dose do coquetel do bem, um oferecimento de suas emoções ricas em ocitocina: apreço, gratidão, felicidade e prazer.

As evidências indicam que a vida melhora quando treinamos a mente para reagir às situações de maneira semelhante à das pessoas dos exemplos dois e três. A mentalidade budista de aceitar as coisas como são, sem rotulá-las como boas ou ruins, pode ser incrivelmente eficaz. Essa habilidade se mostra particularmente valiosa em situações em que estamos sujeitos a flutuações emocionais. Um exemplo disso são as redes sociais. Quando postamos algo que recebe reações desfavoráveis, podemos nos sentir afetados de uma forma negativa. Da mesma maneira, podemos nos sentir exultantes quando um post é bem recebido. No entanto, permitir que a opinião dos outros afete nossas emoções pode resultar em uma montanha-russa desgastante. É aí que a mentalidade budista se mostra uma excelente maneira de lidar com essas oscilações. Como alternativa, podemos fazer como a pessoa do terceiro exemplo: em vez de ficar prestando atenção nas reações dos outros, podemos valorizar o simples ato de ter tirado aquela foto. Isso nos ajuda a nos distanciar das emoções negativas que podem surgir de críticas diretas ou indiretas.

E quanto ao indivíduo do primeiro exemplo? Não existe absolutamente nenhum benefício em se comportar daquela maneira. Olha, acho mais fácil uma criança ficar velha e grisalha antes de encontrar um único estudo científico indicando que comportamentos negativos constantes e ingratidão crônica fazem bem à saúde. Neutralidade, positividade ou uma combinação de ambas podem contribuir para melhorar a tomada de decisões, trazer bem-estar, relacionamentos mais saudáveis, menos doenças, mais longevidade e outros aspectos importantes da vida.

Durante o período em que lutei contra um quadro depressivo, a gratidão era algo que estava em falta na minha vida. Eu era, basicamente, uma pessoa ingrata – vivia procurando (e encontrando) problemas em tudo. Hoje me parece óbvio que a ingratidão foi decisiva para o meu estado mental naquela época. Eu alimentava pensamentos negativos todo dia, por isso estava sempre estressado. Esse estresse, por sua vez, mantinha baixos os níveis de serotonina no meu corpo e o deixava mais suscetível à inflamação. E o que dizer da ocitocina? Sendo muito sincero, eu quase não a experimentava. Minha única fonte quantitativa de ocitocina vinha da intimidade física com minha esposa – situação que me tornava inteiramente dependente de outra pessoa para suprir minha necessidade desse hormônio. É claro que na época eu não tinha noção, mas hoje sei que esse tipo de dependência nunca é saudável em relacionamentos afetivos – nos quais, afinal de contas, deve haver reciprocidade. Em outras palavras, eu não colaborava comigo mesmo.

Minha jornada foi longa, mas em algum momento passei a cultivar o sentimento de gratidão. Inicialmente, eu a praticava por meio de meditações – me concentrava em ser grato pelas pessoas, por eventos, por coisas, por mim mesmo e pelos meus êxitos. Mantinha um diário no qual registrava três coisas pelas quais sentia gratidão naquele dia em particular. Depois de um tempo, parei de escrever e passei a realizar o exercício deitado na cama, simplesmente pensando nessas três coisas. Essa tática também deu certo, e hoje ainda a executo quase sempre pela manhã e à noite. Antes era um esforço considerável para transformar os pensamentos ingratos e negativos em pensamentos gratos e positivos – uma habilidade que ainda preciso melhorar. Minha vida hoje transborda de gratidão, se comparada com o que era. Contudo, em situações estressantes, meus antigos sentimentos de ingratidão afloram. Nessas horas, eu me obrigo a subjugá-los, substituindo-os pela pergunta: "Pelo que eu me sinto grato?"

Ocitocina "sombria"

A vida não é um mar de rosas. Como quase tudo, a ocitocina também tem suas desvantagens, que muitos de nós já experimentamos de alguma forma, embora sem perceber. Pois agora vamos entender como a ocitocina também pode fazer parte do coquetel do mal. Gostaria de apresentar uma empresa fictícia, que vamos chamar de Cruel-DaDe S.A. Como muitas outras empresas, a Cruel-DaDe tem uma equipe de desenvolvimento de produtos e uma equipe de vendas. Infelizmente, de forma inconsciente, essas duas equipes escolheram usar a ocitocina sombria para estimular o sentimento de pertencimento entre os membros. Os vendedores falam pelas costas da equipe de desenvolvimento de produtos, tachando-os de preguiçosos e "engenheiros sem emoção". As pausas para o cafezinho são dedicadas a falar mal do time de desenvolvimento, com boatos de que ganham mais dinheiro do que merecem. Não importa se é verdade ou não, o que importa é difamar os colegas. Como reação, a equipe de desenvolvimento de produtos se comporta da mesma maneira. Essa dinâmica funciona? É inegável que sim, afinal as empresas operam perfeitamente bem. Com base nas minhas experiências, nos ambientes corporativos esse tipo de ocitocina sombria é um agente de coesão muito mais frequente do que a ocitocina "clara", positiva. E, sim, funciona mesmo! No entanto, quando paramos para refletir, o fato de funcionar é um padrão baixo demais. Os funcionários nas organizações poderiam estar se sentindo bem melhor e alcançando muito mais metas.

Cabe aqui um esclarecimento: não existem cores ou tonalidades diferentes de ocitocina. Quando falo de "sombria" e "clara", é uma metáfora para elucidar que a ocitocina tem duas facetas, que, embora muitas vezes opostas, podem produzir resultados semelhantes. Acredita-se que a ocitocina seja um dos fatores que mobilizam as pessoas a adotarem crenças radicais. O desejo de pertencer a um grupo é tão potente que pode até sobrepujar nossas próprias convicções morais e éticas. Pertencer a um grupo muitas vezes é mais importante do que outros aspectos da vida!

Aqui está um exercício de reflexão interessante: a próxima vez que enfrentar um revés ou um conflito com um amigo próximo ou seu parceiro amoroso, observe como você "apara as arestas". É bastante comum que, nessas situações, as pessoas comecem a fofocar sobre as dificuldades ou fazer comparações sobre a péssima vida afetiva de outros casais ou amigos. Desvalorizar os outros como uma maneira de se valorizar e resolver os estragos de um conflito é um bom exemplo de como a "ocitocina sombria" é frequentemente usada. A tática ideal para resolver desentendimentos nos relacionamentos é oferecer escuta ativa e agir com consideração, aceitação e respeito. Se você é um gerente ou líder de equipe, alimente o sentimento de pertencimento no grupo priorizando a "ocitocina clara" em vez da "sombria".

E o que é a "ocitocina clara"? São todas as coisas que já mencionamos neste capítulo. É quando você cria laços com o outro oferecendo escuta ativa, revelando vulnerabilidade, sendo generoso e educado, demonstrando gratidão e convidando à participação. Se você ocupa um cargo de gerência ou liderança, aconselho evitar a segregação de tarefas e competições entre departamentos. Em geral o ideal é incentivar a colaboração entre setores diferentes, possibilitando que as pessoas se conheçam durante as atividades e ao realizarem suas tarefas no trabalho.

Um dia, recebi um telefonema de uma mulher que relatou os desafios que estava enfrentando no setor de Recursos Humanos de uma grande empresa sueca. Ela explicou que grande parte dessas dificuldades estava relacionada à desestruturação na equipe de gestão e que a forma como os atritos e as diferenças de opinião vinham sendo tratados dentro do grupo poderia ser a causa do recente declínio nos resultados da empresa. Então ela me perguntou: "Que conselho o senhor me daria depois de tantos anos de experiência em treinamentos?" Fiz mais perguntas para entender o contexto e prometi: "Me dê duas horas. Acho que consigo resolver a situação!" Ela riu. "O senhor não imagina quantas coisas já tentamos por aqui! Como acha que pode resolver o problema em apenas duas horas?" Depois que lhe expliquei meu método baseado na ocitocina, ela se convenceu. Ao chegar à empresa, consegui transmitir segurança para a equipe de gestão e iniciei o processo lentamente, pedindo que cada membro contasse um desafio pessoal de grande impacto em sua vida. Eles passaram as duas horas seguintes contando as mais variadas experiências. Ao final da sessão, todos se mostraram muito emocionados. Os funcionários se abraçaram e passaram a se enxergar sob um novo ângulo. Aquelas duas horas tiveram um impacto muito mais significativo no fortalecimento dos laços da equipe do que as inúmeras tentativas anteriores, que apenas elevavam os níveis de ocitocina sombria no ambiente.

É fundamental não apressar esse processo, já que a ocitocina requer tempo para agir, e é preciso aumentar a intensidade aos poucos. Não há como criar um vínculo forte com um desconhecido por meio de abraços repentinos, olhares profundos e perguntas íntimas invasivas. A ocitocina sombria funciona de forma semelhante. Grupos que praticam *bullying* se formam gradualmente, através de uma sucessão de insinuações sutis e atos de dominação que, com o tempo, se intensificam por meio de ações que fortalecem o grupo, quase sempre ridicularizando outra pessoa ou outro grupo. Procure estar atento a quaisquer tendências desse tipo no seu comportamento ou no dos outros. Quanto mais cedo você conseguir identificar a ocitocina sombria, maiores serão as chances de evitar que ela se espalhe como um vírus.

Por muito tempo procurei seguir a máxima de jamais falar mal dos outros pelas costas. Às vezes, quando me desentendo com algum amigo, até sinto uma vontade instintiva, mas hoje posso afirmar que consigo conter esse ímpeto. Vejo esse comportamento como um sinal de alerta: se alguém fala mal de outra pessoa para mim, é bem provável que também fale mal de mim para os outros. É muito melhor resolver seus problemas diretamente com a pessoa em questão.

Ferramenta 9: Pensamentos

Gostaria de encerrar este capítulo falando sobre *storytelling*, ou arte da narrativa, e suas conexões com a ocitocina e as emoções em geral. Você pode pensar na sua vida como uma história, uma narrativa completa com personagens, contratempos e êxitos. É muito provável que o seu cérebro esteja cheio de centenas de milhares de historinhas que você repete para si mesmo de tempos em tempos. Cada encontro, cada evento recordado, é uma história. Quando ouvimos a história de um personagem com o qual nos identificamos, liberamos ocitocina. Quando ouvimos uma história que provoca estresse, liberamos cortisol. A técnica de contar histórias pode ser tão relevante para provocar emoção quanto o conteúdo em si. A memória tem a capacidade de amplificar a importância de eventos relembrados repetidamente. Optar por relembrar experiências carregadas de gratidão, felicidade e respeito em vez de ocasiões envolvendo emoções opostas é uma forma de fortalecer o coquetel do bem, não o do mal. Portanto, siga esta receita: observe seus pensamentos, tome consciência das narrativas que seu cérebro tenta criar, avalie se essas histórias lhe trazem sentimentos positivos ou negativos e faça as mudanças necessárias. Comece o processo imediatamente e mantenha-se firme, afastando de forma enérgica as narrativas negativas que surgirem. Pode levar alguns meses para que seu cérebro comece a criar automaticamente narrativas positivas sobre você, suas experiências passadas e presentes, mas valerá a pena investir tempo e esforço.

Como você pode melhorar a observação dos pensamentos automáticos? Tenho três sugestões:

1. A meditação focada é uma excelente técnica para manter uma distância entre os pensamentos que atravessam sua mente e sua decisão consciente de continuar pensando neles.
2. A atenção plena, também conhecida como *mindfulness*, envolve foco total no momento presente. O fato de perceber que se distraiu é uma prova de que você está praticando a atenção plena! Não veja a divagação mental como algo ruim, mas como um bom sinal.
3. Converse consigo mesmo, inicie diálogos na terceira pessoa. Diga frases como: "Aí está você lendo um livro! Como você está? Como vão as coisas?" O despertar da consciência dos próprios pensamentos pode ser alcançado rapidamente, mas, mesmo que o processo demore, ainda vale a pena. Ao destravar essa habilidade, você estará dando o primeiro passo para ter controle total dos pensamentos. Comece fazendo este teste: deixe o livro de lado por um momento e faça perguntas a si mesmo na terceira pessoa.

Já faz um tempo que pratico a observação dos meus pensamentos, e graças a essa atividade consigo ouvir quase tudo que me passa pela mente – cada palavra, cada personagem e cada narrativa. É raro me surpreender com as escolhas do meu cérebro; a maioria é até bem previsível, mas às vezes ele produz um pensamento inesperado. Quando isso acontece, passo um tempo tentando descobrir de onde a ideia surgiu: se foi de um artigo de jornal, de um filme a que assisti, de algo que alguém me disse ou de um aroma que senti. Fato é que eu sempre acabo descobrindo, e posso afirmar: é bem divertido! É como uma investigação mental! Imagine minha surpresa quando, aparentemente do nada, minha mente decidiu produzir uma carga inteira de pensamentos depressivos, emoções, memórias e histórias tristes. Chocado, contei a situação à minha esposa. "É tão estranho que isso esteja acontecendo comigo, não faço ideia do motivo. Já tentei desvendar, fiz anotações, elaborei mapa mental, analisei todas as causas possíveis, mas até agora não descobri nada." Permaneci nesse estado, até que, dois dias depois, após ler inúmeros estudos, encontrei uma informação decisiva: a relação entre serotonina e inflamação. Veremos isso no próximo capítulo. Antes de prosseguir, porém, guardei a melhor de todas as ferramentas de ocitocina para o final.

Ferramenta 10: Ho'oponopono

Das centenas de ferramentas que ensino, sem dúvida esta é a mais poderosa de todas. O *Ho'oponopono* é uma prática havaiana que se dedica a neutralizar sentimentos de culpa e "dívidas" com relação a outras pessoas. Envolve dizer as seguintes frases-chave: *Eu te amo, Sinto muito, Por favor, Me perdoe* e *Sou grato*.

Acredito muito em partir para a ação, então vamos tentar imediatamente. É fundamental que você memorize as frases para pronunciá-las a si mesmo sem ter que pensar muito. Quando já as tiver decorado, sente-se em uma posição confortável, feche os olhos e as repita mentalmente para si mesmo ou para aqueles que tiveram um impacto positivo ou negativo na sua vida. Lembre-se de que você também pode direcionar as frases para si mesmo. O poder desta ferramenta é enorme – muitos praticantes dizem encerrar cada sessão aos prantos, mas com lágrimas de gratidão. Se quiser, incremente a carga de ocitocina com uma música suave ao fundo. Recomendo também ter à mão lenços de papel, porque pode precisar. Aproveite!

Uma vez, durante uma das minhas aulas, um participante contou sobre sua relação com o chefe. Durante o primeiro ano de trabalho juntos, o gestor o tratava muito mal, e, mesmo depois de um pedido de desculpas insincero, ele ainda achava insuportável enfrentar o chefe todos os dias no trabalho; segundo ele, era como receber facadas no coração. Apesar de inúmeras tentativas, o sofrimento persistia e, pior, se agravava. Foi então que ele me ouviu falar sobre a prática do *Ho'oponopono* em um podcast. Determinado, ele decidiu repetir essas frases mentalmente todas as vezes que encontrasse o chefe, o que acontecia várias vezes ao dia. Passadas três semanas, ele percebeu como o sofrimento e as emoções negativas pareciam ter se dissipado sem esforço. Um mês depois, já conseguia encontrar o chefe sem sentir nada de ruim. Esta história é apenas uma entre incontáveis outras que me foram relatadas ao longo dos anos por participantes dos meus cursos que incorporaram o *Ho'oponopono* em sua vida.

Ocitocina: um resumo

Nenhum coquetel do bem estaria completo sem a ocitocina. É ela que lhe permite desfrutar de proximidade, segurança, conexão e sensação de pertencimento. A ocitocina é o que nos torna humanos; é o que nos traz a cura. Para ajudá-la a agir, prepare o terreno todas as manhãs e no decorrer dos dias, buscando experiências de deslumbramento e mantendo, por vontade própria, uma mentalidade de gratidão. Para produzir ocitocina, recomendo que você cultive uma vida social, que se abra para as pessoas, que troque ideias e converse, tenha zelo, ofereça ajuda ao próximo. Cada momento de proximidade e empatia importa. Seja ao retornar para casa depois do trabalho, ao se preparar para um encontro ou para receber uma avaliação de desempenho, adicione uma dose extra de ocitocina ao seu coquetel do bem parando um instante para praticar o *Ho'oponopono* ou para olhar fotografias que despertem sentimentos de empatia e compaixão.

SEROTONINA

Status social, satisfação e humor

Eu adoro a serotonina! Ela provoca satisfação e estabilidade e me permite desfrutar da vida sabendo que não preciso estar sempre em alerta, o que me proporciona uma sensação básica de felicidade. De todas as substâncias discutidas neste livro, a serotonina é provavelmente a menos simples de compreender, mas, se você continuar comigo, prometo que atravessaremos o capítulo sem dificuldade. Para ilustrar melhor o contexto da serotonina, vamos voltar mais uma vez no tempo para revisitar nossos amigos da Idade da Pedra, Duncan e Grace, e analisar as relações que existem entre a serotonina e o status social.

Status social

Duncan e Grace agora são os líderes informais de sua tribo, e tudo está bem no mundo deles. Com uma vida tranquila a maior parte do tempo, ambos ocupam o topo da ordem social, ou seja, provavelmente apresentam os níveis de serotonina mais altos em toda a tribo. Eles têm tudo de que precisam: acesso a alimentos, um parceiro e um lugar para morar. Naturalmente, também vestem as melhores peles e usam os cajados mais adornados. No entanto, tudo isso viria a mudar. Duncan e Grace avistam um grande grupo de indivíduos se aproximando e voltam correndo à aldeia para alertar os outros. Logo todos estão de pé, prontos para receber os forasteiros. Eles são amigáveis ou hostis? Até parecem ter boa índole, mas um fato é inegável: sua tecnologia é bem mais avançada que a da tribo de Duncan e Grace. Além do comportamento mais sofisticado, eles trajam peles belíssimas – sem falar nos cajados! Logo, os habitantes da tribo ficam mais próximos dos forasteiros que acabaram abrigando. Estes, por sua vez, parecem cobiçar cada vez mais espaço dentro do grupo. Duncan e Grace começam a perceber que seu status social está ameaçado, assim como seu acesso constante a alimentos, a presença de um parceiro e um lugar para morar. O nível de estresse, claro, dispara. A sensação de harmonia que a serotonina do casal proporcionava desaparece, dando lugar à ansiedade. Frustrada, Grace decide dar uma volta na floresta para espairecer, mas não adianta. Em um momento de fúria, ela arremessa uma pederneira numa rocha maior, que produz uma faísca. A descarga de dopamina eleva a motivação de Grace às alturas – o que foi aquilo? Ela tenta de novo, e tenta mais uma vez, até que se dá conta de que consegue produzir fogo ao criar atrito entre duas pedras. Volta correndo à aldeia para mostrar sua descoberta, e a comunidade reage com assombro. Tirar fogo de pedra? Que feito extraordinário! Duncan e Grace recuperam o posto de heróis, retomando a liderança da tribo. Os níveis de serotonina do casal voltam a subir, junto com a sensação de harmonia. Afinal, eles recuperaram o topo da ordem social, garantindo acesso a alimentos, um parceiro e um lugar para morar.

De volta à realidade

A serotonina está intrinsecamente relacionada ao nosso status social. Indivíduos que desfrutam de posições sociais mais elevadas também apresentam níveis mais altos de serotonina. Além de mais tranquilas, essas pessoas sofrem menos de estresse e até são mais saudáveis, justamente por saberem que têm acesso garantido a tudo de que precisam e que não correm risco. No entanto, se por qualquer motivo o status social, ou a percepção dessa posição, for ameaçado, a serotonina será afetada. E se desse cenário surgir estresse, a situação pode evoluir até para uma agressão. Aqueles que acreditam ocupar (ou de fato ocupam) os degraus mais baixos da hierarquia social tendem a ter os níveis mais baixos de serotonina. Com isso, sofrem mais de estresse crônico e problemas de saúde. Se pensarmos no contexto do mundo de Duncan e Grace, os menos privilegiados da tribo nunca saberão com certeza se o coelho que acabaram de capturar será deles ou de alguém mais acima na hierarquia social.

Compartilhamos as respostas biológicas ao status social com a maioria dos mamíferos, mas os humanos se diferenciam em duas questões cruciais. Em primeiro lugar, vivemos em múltiplos sistemas sociais simultâneos, o que significa que uma pessoa pode ocupar diferentes níveis de status social em um único dia. Imagine que você comece o dia sendo repreendido pelo chefe, sob os olhares silenciosos dos colegas, tendo que voltar à mesa engolindo em seco. Nessa situação seu status social sofreu um golpe, e a serotonina também caiu. No entanto, seis horas depois, você vai ao boliche, onde é considerado uma espécie de lenda viva. Durante a partida, você marca 300 pontos perfeitos, levando a plateia ao delírio, e os níveis de serotonina e humor se restabelecem. As múltiplas situações sociais que vivenciamos podem levar a flutuações drásticas da serotonina, o que também causa oscilação de humor – lembrando que esses aspectos também dependem do lugar, da companhia e da posição hierárquica.

A segunda diferença pode ser ainda mais complexa e tem a

ver com a intrincada estrutura social que regula o que vemos nas telas. O cérebro humano não consegue discernir que o que é apresentado nos filmes de Hollywood, nas séries da Netflix e nos feeds das redes sociais não reflete as estruturas sociais reais. Se uma pessoa do outro lado do planeta possui um carro melhor, uma casa maior, mais dinheiro, uma boa aparência, um conjunto melhor de habilidades e uma carreira mais bem-sucedida, nosso cérebro pode concluir que todos esses atributos alçam essa pessoa a uma posição mais alta na hierarquia social. Essa conclusão pode reduzir os níveis de serotonina, agravar o estresse e até mesmo desencadear uma sensação de absoluto desespero, nos casos mais graves. Todavia, essas comparações também podem servir de motivação. Os indivíduos de autoestima alta, por exemplo, frequentemente se inspiram comparando-se com os outros, já que assim se sentem motivados a conquistar as mesmas coisas.

Às vezes, as pessoas conseguem neutralizar esses status sociais específicos, porém imaginários, usando o córtex pré-frontal – uma estrutura que se desenvolve de uma forma bastante singular – para compreender que a maior parte do que veem nas redes sociais é falso, que as notícias não são necessariamente verdadeiras, que a idealização dos romances apresentada nos filmes de Hollywood tende a ser bastante distorcida e que a vida real não é assim tão empolgante como nas séries da Netflix. Observe que escrevi "às vezes". Isso porque intelectualizar instintos tão ancestrais quanto os que regulam o status social não é uma tarefa nada trivial; porém, algumas pessoas praticam essa habilidade e por isso se saem melhor que outras. Nesse contexto, a idade provavelmente também desempenha um papel relevante – o córtex pré-frontal só atinge o desenvolvimento completo a partir dos 25 anos. Isso significa que, para crianças e jovens, é mais difícil não se deixar influenciar pela falsidade do conteúdo difundido pelas redes sociais.

O que nos confere status social?

Em estudos sobre a capacidade dos primatas de simular o próprio status social, descobriu-se que isso se deve principalmente a atributos como força, tamanho e agressividade. O status social humano é medido por inúmeras variáveis. Dinheiro, aparência, roupas, pertences, idade e até cajados são apenas alguns exemplos, mas também podemos citar elementos mais sutis, como as maneiras de usar a força de vontade para aparentar determinado status social. Podemos fazer isso por meio de táticas comportamentais, linguagens oral e corporal, colaboração, associação – ou seja, a prática de fazer alusão a figuras de destaque – e assim por diante.

Eu já senti na pele como o status social pode elevar o nível de serotonina a taxas verdadeiramente absurdas, principalmente ao rolar o feed. Durante muito tempo sofri de inveja aguda, chegando ao ponto de sentir dores físicas quando via outras pessoas alcançando sucesso e desfrutando de um status social mais alto que o meu. De alguma forma, o status social dos outros parecia afetar o meu, embora obviamente não fosse o caso – o mundo é grande demais para isso. Até cerca de 12 mil anos atrás, quando éramos todos caçadores-coletores, os grupos geralmente abarcavam, no máximo, 100 indivíduos, e o status social era um aspecto essencial para o bom funcionamento da comunidade. No entanto, embora as chances de sobrevivência e crescimento fossem maiores para quem pertencesse a um grupo, a hierarquia também cobrava seu preço. Para alguém ocupar os postos mais altos na ordem social, outra pessoa necessariamente seria privada de ter oportunidades melhores para viver bem, sustentar a família e encontrar o melhor parceiro possível. Hoje, nossa aldeia é formada por bilhões de pessoas que diariamente postam de tudo nas redes sociais. Por mais bizarro e absurdo que pareça, repito: eu sentia uma dor genuína e me via como um fracassado toda vez que as pessoas postavam suas lindas casas, seus passeios em iates e seus largos sorrisos. Não sei direito por que eu era tão propenso à inveja; talvez tivesse relação com meu estado depressivo, porque, à medida que a depressão foi se tornando menos severa, passei a ter mais autoestima, mais amor-próprio e, consequentemente, menos inveja.

Receber elogios e ser visto ou ouvido em contextos sociais é uma situação que muito provavelmente elevará seus níveis de serotonina. Lembre-se de que você também é capaz de causar esse efeito nos outros – a serotonina pode ser contagiosa. Procure elogiar mais as pessoas ao seu redor. Movidas por um sentimento de gratidão, elas ficarão mais propensas a retribuir. Um aspecto interessante dos elogios é que seu impacto depende, em certa medida, do status social da pessoa que os emite. Se você fosse elogiado por Barack Obama, sua reação seria bem diferente da que teria se ele fosse um desconhecido qualquer. Portanto, é essencial ser sincero e criterioso ao fazer elogios – banalizá-los pode desvalorizar sua força e seu propósito.

Enfim, se os elogios podem afetar os níveis de serotonina, é bem provável que as críticas provoquem o mesmo efeito. Há um elemento crucial aqui que, a meu ver, tem um forte impacto na forma como recebemos elogios e críticas: a autoestima. Vamos começar estabelecendo a distinção entre autoconfiança e autoestima. De acordo com a versão que mais faz sentido para mim, a autoconfiança é o grau de confiança que alguém tem na própria capacidade de realizar diversas atividades. Se você tem uma longa trajetória no basquete, já acumulou inúmeras vitórias e atingiu um nível alto de habilidade, é natural que se sinta bastante seguro para praticar o esporte. Por outro lado, a autoestima reflete como o indivíduo se sente em relação a si próprio e com que intensidade. Uma pessoa de autoestima alta pode afirmar com sinceridade que ama a si mesma, que se sente segura em relação à própria identidade e que é feliz por ser quem é. Consegue reagir a uma derrota afirmando que deu o melhor de si. Já um indivíduo com baixa autoestima diria: "Eu não sou digno de jogar basquete nesse nível. Sou péssimo!"

Se alguém com autoestima alta é criticado por sua aparência, é improvável que o comentário o afete tanto, afinal essa pessoa não atrela o próprio valor à sua aparência física e em geral se sente satisfeita consigo mesma. Também noto com clareza que esses indivíduos não reagem da mesma forma aos elogios, uma vez que costumam considerá-los algo natural, pois já se acham maravilhosos, então dependem menos de reconhecimento externo. Por outro lado, a pessoa de baixa autoestima pode passar a vida inteira buscando atenção, e, quando finalmente consegue, a percepção que tem do próprio status social se eleva, e ela se sente o máximo. Entretanto, se essa mesma pessoa receber uma crítica, seu status social percebido vai sofrer uma queda, e com ele o humor. Costumo descrever a vida da pessoa de baixa autoestima como uma montanha-russa, com momentos intensos de contratempos e desespero intercalados com instantes de felicidade e satisfação.

Efeito 1: Satisfação

Quando percebe que seu status social não está ameaçado, em geral você para de tentar obtê-lo. É nesse contexto que surge a sensação de satisfação, que nos permite estar mais presentes no momento e desfrutar do que já temos. Se você deseja alcançar esse estado, evite se comparar com os outros. Contente-se em ficar de fora na caça à dopamina e aprecie conscientemente o que já tem.

Efeito 2: Bom humor

Em que época do ano a pessoa média fica com o humor melhor? Quando ela se sente naturalmente mais feliz? A maioria acha que é na primavera e no verão. E a razão para isso, é claro, está no sol! A serotonina também é afetada por outros fatores, como exercícios, sono e dieta. De todas as substâncias que abordo neste livro, a serotonina é a mais estimulada pelo estilo de vida. Com um humor bom e estável, a vida se torna muito mais suave, e fica mais fácil implementar outras mudanças importantes. Portanto, concentre-se especialmente nas ferramentas a seguir e busque aprender como usá-las para aumentar a dose de serotonina no seu coquetel do bem.

Ferramenta 1: Exercite a autoestima

A primeira estratégia visa superar uma questão pessoal contra a qual sempre lutei: a baixa autoestima. Era essa baixa autoestima que me levava a sentir inveja e estresse intensos ao ver os outros desfrutando de um status social mais elevado. Como fazer para fortalecer a autoestima? Ou, para ser ainda mais exato, como desenvolver a capacidade de não se deixar abalar tanto pelo status social dos outros?

1. Ame a si mesmo! E como se faz isso? Ora, da mesma forma que muitos outros não amam a si mesmos: pela repetição e pela manutenção de um foco específico. Nos acertos, permita-se um elogio, aprecie a conquista, reconheça que é sensacional.
2. Pare de se criticar por cometer erros. Em vez disso, reconheça que as coisas apenas não saíram conforme o planeja-

do e busque aprender com a situação. Valorize o fato de ter mudado o foco: agora você pega mais leve consigo mesmo, ao contrário de como agia antes. Quando desprovida de aprendizado, a autocrítica não agrega nada ao seu crescimento pessoal. Trata-se apenas de uma reação automática e condicionada, muitas vezes enraizada na sua criação, na sua vivência escolar ou em contextos sociais similares.

3. Muitas vezes a baixa autoestima pode ter raízes na autocrítica. Aqueles que se criticam constantemente tendem a ser mais críticos em relação aos outros. No entanto, há um aspecto positivo nisso: ao evitar a crítica em relação aos outros, você também pode se tornar menos crítico consigo mesmo. Pratique até aprender a parar de julgar as pessoas. Veja como a natureza humana é intrigante: quantas vezes não julgamos o próximo sem levar em conta as causas do seu comportamento? Por exemplo, se alguém faz uma ultrapassagem perigosa no trânsito, é muito provável que o rotulemos de imprudente, sem pensar nas possíveis razões por trás desse comportamento. No entanto, quando você comete uma infração parecida, provavelmente tem uma justificativa na ponta da língua – talvez estivesse a caminho do hospital, com o emocional abalado por causa de um rompimento ou tivesse desviado de pedras, entre outras.

4. Uma das minhas ferramentas preferidas, que usei durante muito tempo para cultivar o amor-próprio, é desenhar um coração com meu nome dentro. Experimente você também. Se não se sentir confortável com essa prática, lembre-se de que é um sinal para persistir no exercício. No banho, quando a parede do boxe embaça com o vapor, desenho vários coraçõezinhos com meu nome dentro. Amar a si mesmo é a coisa mais importante que você pode fazer

em benefício próprio – ao praticar isso, você fortalecerá a percepção do seu status social, blindando-o da influência das opiniões alheias.
5. A meditação observacional é uma técnica que pode ajudar você a valorizar instintivamente todos os pensamentos que atravessam a sua mente, sendo também muito eficaz para aumentar os níveis de serotonina. Para praticá-la, sente-se em uma posição confortável. Respire com calma, concentrando-se em inspirar e expirar de forma lenta e profunda. Diferente da meditação focada, na qual você deve ficar atento à respiração, a meditação observacional permite que os pensamentos entrem na sua mente. Assim que eles surgirem, distancie-se deles e observe-os de longe, sem tecer julgamentos. Continue observando-os conforme um for sucedendo o outro. Esta prática pode ajudá-lo a reagir da mesma maneira no dia a dia, depois que terminar a meditação, e incentivá-lo a ser menos crítico consigo mesmo e com os outros.
6. Quando perceber que está começando a enviar uma mensagem negativa a si mesmo, desenvolva o hábito de imediatamente mentalizar três coisas positivas sobre você.
7. Toda noite registre no seu diário da gratidão as ações do dia que você se orgulha de ter realizado bem. Relembrar esses momentos também funciona!

Eu adoro perceber como a serotonina me ajuda a manter pensamentos positivos e o humor estável, assim como valorizo o estado de contentamento que ela proporciona. Certa vez fiz a seguinte pergunta para quase 50 mil pessoas do mundo inteiro: em que momento você se sente em harmonia com o mundo e experimenta uma sensação de bem-estar completamente desprovida de qualquer desejo por mais ou da necessidade constante por coisas (dopamina)? As respostas foram muito parecidas: "Quando vou caminhar na floresta", "Quando ando a cavalo", "Quando estou no meu chalé", "Quando estou pescando", "Quando estou à beira-mar", "Quando vou esquiar", "Quando toco um instrumento", "Quando não tenho nenhuma obrigação em vista", "Quando pratico exercícios físicos", "Quando pratico meu hobby", "Quando faço mergulho" ou "Quando faço meditação". O que todas essas respostas têm em comum é o fato de se referirem a situações isentas de estresse e que não parecem ameaçar o status social (nenhuma das 50 mil respostas mencionou isso). Claro, é impossível saber se essas situações estimulam ou não a produção de serotonina, mas é fato que todas essas experiências geralmente são associadas a esse neurotransmissor.

Ferramenta 2: Dopamina vs. serotonina

A diferença entre a dopamina e a serotonina está na forma como elas impactam o indivíduo. A dopamina atua como um impulsionador, direcionando sua atenção a fatores externos ao corpo e à mente. É estimulada pela sensação de que algo mais é necessário para satisfazer suas necessidades; quando essas necessidades são atendidas, a serotonina entra em cena para reduzir a impulsividade. Um exemplo simples disso é a alimentação: quando estamos com fome, a dopamina nos motiva a buscar alimento. Quando nos sentimos satisfeitos, os níveis de dopamina diminuem, dando lugar à serotonina. O termo mais utilizado para descrever esse efeito é homeostase. Como o cérebro sempre está em busca de equilíbrio, qualquer desvio do estado normal desencadeará a ação de algo, no caso a dopamina, que nos impulsiona a agir. Ou seja, a dopamina nos leva a desejar o que ainda não possuímos, enquanto a serotonina nos proporciona a sensação de satisfação com o que já temos. Esses dois estados desempenham papéis muito distintos em nossa vida, por isso vale a pena tentar dominá-los da melhor maneira possível.

Você pode ser mais motivado pela dopamina, ou ter amigos que são, e já estar acostumado com a sede por novidades estimulada por esse neurotransmissor. Eu funciono assim. Meu cérebro nunca para de pensar em novas ideias, mas também perde o interesse muito rápido. É tão ambicioso quanto insano, e jamais se cansa da caça. Você também pode viver em um estado geral de contentamento, e sempre ter sido assim – ou, pelo menos, ter amigos com essa personalidade. É claro que também existe o meio-termo – tudo vai depender de quanto você é influenciado pela dopamina ou pela serotonina. Se esse é um comportamento inato ou adquirido, a ciência ainda não sabe determinar. De qualquer forma, não importa; o que importa é que você tem a possibilidade de influenciar seu comportamento graças à neuroplasticidade do cérebro (veja na página 197 mais informações sobre esse assunto).

Uma pessoa impulsionada pela dopamina pode cessar o "frenesi da busca" se reduzir a exposição a estímulos que ativem esse neurotransmissor. Por exemplo, ela pode desistir da incessante procura pela próxima "onda de dopamina" e focar em valorizar mais as coisas, viver o presente e desfrutar a vida. Eu tenho três estratégias básicas para manter a dopamina no ponto ideal. A primeira é tentar reduzir ao máximo a quantidade de obrigações; a segunda é me esforçar para ativar a dopamina a partir de um ritmo mais lento, como por exemplo lendo livros ou me dedicando a um hobby, como pesca ou pintura; a terceira é a meditação focada, quando você deve permanecer imóvel, contando cada respiração ou batimento cardíaco.

Quando atendo clientes movidos a serotonina, vejo que eles conseguem aumentar seu desejo por mais estabelecendo metas inicialmente pequenas e cumprindo-as. Então partem para metas maiores, que também conseguem atingir. Essa dinâmica geralmente produz uma sensação de embalo. Também é essencial definir horários de início e fim para as atividades. É comum que pessoas com esse perfil se concentrem apenas em existir, sem conseguir realizar quase nada do que planejaram. Listas de tarefas também já se provaram bastante eficazes.

É provável que os seres humanos da Antiguidade tenham mantido um equilíbrio mais acertado entre serotonina e dopamina do que a maioria de nós, comensais deste banquete dopamínico que é a vida moderna. Quanto mais dopamina consumimos, maior será o desejo de obtê-la e mais tempo levaremos sem vivenciar o estado de contentamento e bem-estar que a serotonina proporciona.

Ferramenta 3: Luz solar

Nossa terceira ferramenta não custa absolutamente nada. Lá fora, para além das paredes, da janela e da tela do computador, você encontrará um dos mais importantes suplementos disponíveis. Estudos realizados em países do Hemisfério Norte têm revelado um fato recorrente: o humor tende a piorar durante os meses de inverno. E isso não ocorre porque rimos menos, interagimos menos, praticamos menos exercícios ou nos alimentamos mal; o motivo é a escassez de luz solar. Durante o inverno, mal o sol aparece, já está na hora de se pôr. A segunda razão é igualmente relevante: as pessoas tendem a passar mais tempo dentro de casa. Felizmente, a temperatura mais fria não afeta os efeitos do sol no humor. O fator determinante é a quantidade e a duração da exposição à luz solar. Portanto, uma breve caminhada em um dia de sol e céu azul proporcionará mais benefícios do que percorrer a mesma distância em um dia nublado. Assim, fazer caminhadas mais longas em dias nublados pode ser uma estratégia útil para garantir a dose necessária de luz solar.

Por que o sol é tão importante nesse aspecto? Porque ele interfere na sua dose diária de serotonina. Ou seja, quando você fica em casa, também deixa de aumentar os níveis de serotonina pelo simples fato de não ter se exposto à luz solar. Em termos mais técnicos, a luz solar reduz a captação de serotonina entre as sinapses, o que significa que tem efeitos bioquímicos semelhantes aos dos ISRS (inibidores seletivos da recaptação da serotonina), uma família comum de antidepressivos. Para simplificar, isso significa que a luz solar permite que você "desfrute" da serotonina por mais tempo. Um dia ou outro sem sair de casa não é um grande problema para a maioria das pessoas; porém, muitos dias seguidos sem sol podem levar os habitantes do Hemisfério Norte, por exemplo, a sentir uma clara diferença no humor durante o inverno, o que pode até evoluir para um quadro de transtorno afetivo sazonal (TAS), que é um tipo de depressão que ocorre durante os meses mais escuros do ano. Adoro reunir dados sobre mim mesmo, pois me ajuda a entender e a perceber detalhes a meu respeito que eu jamais teria imaginado! Se por acaso você também se interessa, deixo uma dica: registre todos os dias a quantidade de luz solar que você recebeu e avalie seu humor numa escala de 1 a 10. Essa rotina o ajudará a identificar um padrão, o que vai motivá-lo a tratar a exposição ao sol como uma refeição mental diária, tão importante quanto o café da manhã, o almoço ou o jantar.

A luz que atinge seus olhos também interfere no aumento da produção de serotonina, ou seja, a luz solar na verdade não precisa tocar a pele. Por outro lado, os níveis de vitamina D são afetados pela quantidade de calor que atinge a pele. A vitamina D também é importante para envelhecer com saúde, reduzir a ansiedade, melhorar a saúde cardiovascular, conservar o sistema imune, melhorar a visão e fortalecer os ossos. De quebra, desempenha um papel indireto na produção de serotonina. Quando passar muito tempo sem pegar sol, recomendo fortemente complementar a dieta com vitamina D, encontrada principalmente em laticínios. Para quem tem uma alimentação deficitária em vitamina D, sugiro tomar suplementos ou consumir alimentos enriquecidos.

Em resumo: não importa o dia, não importa a estação, sempre arranje tempo para uma caminhada ao ar livre.

Ferramenta 4: Alimentação

Já reparou que, nos filmes de Hollywood, a primeira reação dos personagens que sofrem uma desilusão amorosa é se entupir de sorvete e doces? Por que caixas de pizza empilhadas e sobras de fast-food são tão usadas para ilustrar momentos de crise? O que nos torna mais propensos a cair na tentação da *junk food* quando não estamos mentalmente bem?

Uma razão importante para isso é que o triptofano, aminoácido utilizado como matéria-prima na produção de serotonina, não é produzido pelo nosso organismo, sendo obtido a partir da alimentação. Quanto mais carboidratos ingerimos, mais triptofano obtemos, portanto maior será a disponibilidade de "matéria-prima" para o cérebro produzir serotonina. É interessante observar que, se você estiver consumindo cada vez mais carboidratos, pode ser que esteja com deficiência de triptofano, o que por sua vez pode significar melancolia ou desequilíbrio no humor. Se esse quadro persistir, é importante buscar uma solução. Os problemas de saúde mental são mais difíceis de gerenciar e recuperar se você demorar a tratá-los.

Na lista de alimentos mais ricos em triptofano, podemos citar as carnes de peru, frango e peixe, banana verde, aveia, queijo, oleaginosas, sementes e leite. Ele também pode ser comprado em cápsulas, comercializado como suplemento alimentar – acredita-se que o suplemento de erva-de-são-joão seja sua fonte mais abundante. No entanto, consulte sempre um médico antes de inserir um suplemento alimentar na sua dieta – principalmente se você já utilizar outros medicamentos, em especial antidepressivos.

Outro aspecto interessante da serotonina é que 90% a 95% de toda a serotonina do organismo estão concentrados no intestino. Por muito tempo desconsiderou-se a conexão entre a serotonina intestinal e a cerebral, já que não se acreditava que ela penetrasse na barreira hematoencefálica. Entretanto, em um estudo de 2019 conduzido por Karen-Anne McVey Neufeld e outros pesquisadores, foi demonstrado que essa conexão pode existir e também ser regulada por intermédio do nervo vago. Nos últimos anos, foi publicada uma avalanche de estudos sobre o impacto do microbioma e de como a dinâmica entre cérebro e intestino afeta a nossa saúde mental. Embora sejam bastante complexos, os estudos sempre concluem que a alimentação influencia diretamente a saúde mental. O que devemos fazer, então? A resposta é simples: uma dieta variada. A ingestão de alimentos diversificados mantém e abastece diferentes tipos de bactérias digestivas, e quanto mais bactérias digestivas do bem houver no organismo, melhor será a sua saúde. Existe a opção de consumir probióticos, embora a literatura médica não tenha tanta comprovação de seus efeitos. A recomendação é evitar fast-food, alimentos processados, açúcar refinado e carboidratos de rápida absorção (biscoitos, bolos, chocolate, pães e massas feitos de farinha branca, etc.), aumentando o consumo de carboidratos complexos a partir de frutas, verduras e grãos integrais. Um efeito bastante assustador dos baixos níveis de serotonina é que eles podem nos levar a consumir mais carboidratos simples. Esse quadro também pode exacerbar a absorção do aspartame, o que nesse caso é uma má notícia, pois esse adoçante vem sendo associado a níveis reduzidos não apenas de serotonina, mas também de dopamina e noradrenalina. Percebe que há aí um círculo vicioso?

Fique atento sempre que bater aquela vontade de comer carboidratos de rápida absorção. Aprenda a reconhecer esse desejo e a interrompê-lo a tempo, antes de sair à rua como um zumbi caçando salgadinho, doce e refrigerante. Quando já souber reconhecer esses sinais, sugiro algumas opções para aplacar o desejo por esse tipo de carboidrato: cenoura, oleaginosas, chocolate 80% de cacau (ou mais) e ervilhas. É a esses alimentos que recorro nos momentos de fraqueza.

Ferramenta 5: Atenção plena

A esta altura, você já deve ter ouvido falar desse conceito muitas vezes. Atenção plena, ou *mindfulness*, é uma prática mágica, uma habilidade útil e um método que pode proporcionar a sensação definitiva de contentamento. Conheço muitas pessoas que mudaram completamente de vida apenas praticando a atenção plena. O oposto dessa prática é muitas vezes chamado de alternância de contexto, que até permite que você faça várias coisas ao mesmo tempo, seja física ou mentalmente, embora perca mais tempo no meio do caminho. Enfim, se a alternância de contexto é o oposto da atenção plena, ela também pode ser útil? Pode-se dizer que sim, considerando que com ela você consegue fazer várias coisas, o que é uma medida de sucesso. O problema é que essa alternância afeta negativamente a nossa capacidade de estar presente no momento. Então quer dizer que é primordial estar presente? Sim, porque é somente quando estamos presentes que conseguimos absorver o mundo que nos cerca através dos nossos sentidos.

Um exemplo disso pode ser encontrado na culinária. Alguém habituado a alternar tarefas possivelmente sentirá dificuldades ao cozinhar seguindo uma etapa de cada vez. Enquanto preparam a comida, essas pessoas lavam a louça, veem televisão, arrumam a prateleira de temperos e até organizam a marmita do dia seguinte. Isso resulta na perda da experiência real de cozinhar. Esse cenário me faz pensar imediatamente em um italiano aficionado por culinária, muito entusiasmado com o ato de cozinhar em si. É provável que uma pessoa com esse perfil não se identifique com a alternância de contexto, ou seja, que incorpore a mentalidade de atenção plena de uma forma mais eficaz.

Outro exemplo ocorre quando você conhece pessoas. Alguém que está totalmente presente fará perguntas, buscará conhecer a outra pessoa a fundo, demonstrará empatia e interesse genuínos por ela. Tenho certeza de que você consegue diferenciar muito bem a experiência de conhecer alguém que se mantém totalmente presente da experiência de conhecer alguém cujo olhar, pensamentos, corpo e ações parecem estar em outro lugar.

A seguir, um terceiro exemplo. As emoções são predominantemente geradas por dois fatores: de um lado, seus pensamentos; de outro, o *input* sensorial, ou seja, as coisas que você experimenta por meio dos sentidos. Todas essas experiências desencadeiam a liberação de serotonina, endocanabinoides, dopamina, entre outras substâncias. Quando experimenta conscientemente suas sensações, você consegue explorar a química das emoções de forma completa.

É possível desenvolver o estar presente por meio da prática, e todos podemos aprimorar nossa capacidade. A melhor parte é que você pode começar agora mesmo. Leia mais devagar. Desfrute da oportunidade de absorver o conhecimento que está recebendo, sinta o calor e o conforto do seu ambiente, saboreie seu café. Parabéns! Você acabou de praticar o estar presente. Seu cérebro avançou um pouco mais na meta de experimentar mais emoções, que também são mais intensas.

Uma boa estratégia de longo prazo para praticar o estar presente é dedicar cada dia a um sentido específico. Por exemplo, na segunda-feira você pode se concentrar no olfato: busque conscientemente sentir o cheiro de uma banana, a cola do papel de parede, sua pele, o perfume de alguém, etc.

Se você já se sente completamente presente nos seus cinco sentidos básicos, separei alguns desafios inspirados nos avanços recentes da ciência de análise sensorial: pressão, temperatura, tensão muscular, dor, equilíbrio, sede, fome e tempo.

Imagino que alguns leitores possam ter objeções a essa proposta, pois não desejam cometer falhas. Será possível treinar o cérebro para se concentrar em apenas uma tarefa de cada vez? Nada é tão simples assim, é claro, e não podemos esperar que um cérebro que passa a semana toda alternando contextos consiga, no fim de semana, mudar para um estado de foco completo e absoluto em relação à presença e aos sentidos. Ninguém consegue fazer isso, com exceção de alguns raros super-heróis. Ter equilíbrio é essencial. Em vez de manter um ritmo acelerado o tempo todo, reduza um pouco a velocidade e viva o momento também no trabalho. Você pode até descobrir, e se surpreender com isso, que seu desempenho melhorou. Experimente as pessoas, os êxitos, os momentos divertidos, o progresso e todas as outras emoções disponíveis no ambiente de trabalho. Como você passa bastante tempo lá, tente aproveitá-lo ao máximo!

Minha tática pessoal e certeira para "puxar o freio de mão" é visitar Abisko logo no início das minhas férias de verão. Abisko é, sem dúvida, um dos lugares mais lindos da Suécia. Situado no extremo norte do país, exibe com orgulho montanhas imponentes, vistas incríveis e uma água tão cristalina que é possível ver o fundo do riacho e até beber direto dele. Basta uma semana sem acesso ao celular em Abisko para meu cérebro dar uma pausa, tornando o resto das férias mais agradável. Quando não tenho a oportunidade de ir lá, meu cérebro leva de quatro a cinco semanas para desacelerar, e, quando enfim consigo ficar tranquilo, já tenho que acelerar o ritmo de novo! Quando preciso do mesmo efeito para o fim de semana, começo a reduzir o ritmo na sexta-feira ao meio-dia, reservando meia hora de meditação no fim do dia de trabalho. Deixar o celular de lado no fim de semana garantirá que meu cérebro esteja totalmente pronto para fazer a transição da alternância de contextos para a presença plena.

Ferramenta 6: Domine o poder da sua mente

Sei que já mencionei isso, mas vou repetir porque é fundamental que você compreenda: lembrar de eventos pode desencadear emoções semelhantes às vivenciadas neles. Em outras palavras, ter uma lembrança libera as mesmas substâncias (ou semelhantes) que a experiência real que está sendo relembrada. É importante saber disso porque a maioria das pessoas que encontro não escolhe conscientemente seus pensamentos; muitas vezes, elas se deixam influenciar pelo que ocorre ao seu redor. No entanto, é importante destacar que as influências mais comuns em nossa sociedade nem sempre são benéficas; com frequência tendem a ser prejudiciais se considerarmos seu impacto sobre nós. Notícias positivas não vendem tanto quanto as negativas. Na hora do cafezinho, as conversas costumam girar em torno de acontecimentos ruins, não bons, porque abordar um assunto negativo causa um impacto maior e atrai mais atenção. Nas redes sociais, tudo parece bom demais para ser verdade. No entanto, o cérebro é incapaz de perceber isso – em 99% das vezes, ele acredita que precisa se comparar a essas imagens. Essa comparação pode nos tornar excessivamente autocríticos, o que está longe de ser algo bom. Ter consciência de seus pensamentos e aprender a controlá-los é um passo crucial para uma autoliderança eficaz – o que o colocará no caminho de atingir o objetivo de escolher como deseja se sentir. Acho que você vai escolher se sentir fantástico e equilibrado.

Ferramenta 7: Exercícios, alimentação, sono e meditação

Exercícios, alimentação, sono e meditação são excelentes maneiras de aumentar os níveis de serotonina. Como esses quatro fatores têm o potencial de produzir coquetéis do bem por si sós, optei por abordá-los com mais detalhes adiante. Pense neles como "ingredientes especiais" para sua receita do coquetel do bem (pág. 157).

Ferramenta 8: Estresse

O foco aqui não está tanto em produzir serotonina, mas em melhorar o nível de serotonina evitando o estresse crônico. Embora essa ferramenta tenha ação indireta, talvez seja a mais poderosa. Vamos começar examinando os motivos mais comuns para o desequilíbrio dessa substância em seres humanos:

- Dor física crônica;
- Dor emocional intensa, resultante de situações que vão desde *bullying* até a perda de um ente querido;
- Doenças em geral;
- Inflamação;

- Pensamentos negativos;
- Desnutrição, incluindo deficiência de triptofano;
- Má saúde intestinal;
- Sedentarismo;
- Falta de luz solar.

É interessante observar que o estresse pode ser um fator determinante para a ocorrência de mais da metade das causas listadas: dor física, dor emocional, doenças em geral, inflamação e pensamentos negativos. Nos anos em que atuei como coach, conheci muitos clientes que demoraram dois ou três meses para que o impacto emocional pela perda de um ente querido se desenvolvesse por completo. Lutar contra o estresse crônico por meses ou anos pode causar efeitos graves e levar a uma depressão profunda. Curiosamente, não parece haver relação entre níveis baixos de serotonina e depressão, o que é um mistério uma vez que os medicamentos antidepressivos que afetam o sistema da serotonina parecem ajudar tantos pacientes. E embora o estresse possa ter seus benefícios, o estresse crônico é um dos fatores que mais têm impacto negativo sobre o nosso bem-estar mental e físico. É como se abrigássemos uma força interna potencialmente sombria que afetasse nossa saúde mental de forma mais significativa do que qualquer outro fator. Mas, antes de mergulharmos na análise do estresse e do cortisol, vamos ao resumo deste capítulo.

Serotonina: um resumo

Cheguei à conclusão de que a sensação de contentamento e de harmonia são os ingredientes fundamentais para o coquetel do bem. Todos os outros estados emocionais positivos, como euforia, amor, motivação, recompensa, empolgação e excitação, tendem a ser efêmeros, vão e vêm, enquanto o contentamento e a harmonia podem ser muito mais estáveis na vida do indivíduo. Esses estados emocionais temporários podem e devem ser vivenciados de forma plena e com frequência, é claro, mas uma vida que enfatiza apenas estados emocionais de curto prazo corre o risco de parecer um eterno passeio de montanha-russa. Por outro lado, ao usar a serotonina como base para o seu coquetel do bem, você terá bons motivos para retornar quando o parque de diversões fechar. Portanto, estabeleça as bases para a sua receita do bem, evitando o estresse crônico, exercitando-se, meditando, pegando bastante sol, mantendo uma alimentação saudável, fortalecendo a autoestima e praticando o contentamento, em vez de viver numa busca constante por estímulos.

CORTISOL
Foco, empolgação ou pânico?

Vamos começar avaliando os benefícios do estresse e seus três componentes principais (cortisol, adrenalina e noradrenalina), e então entender o que acontece quando você se depara com um tigre-dentes-de-sabre ou com alguém buzinando sem parar.

Talvez o cortisol seja um dos hormônios mais importantes do corpo humano. Em situações estressantes, as glândulas suprarrenais liberam cortisol na corrente sanguínea, que, por sua vez, desencadeia uma forte liberação de glicose. Essa glicose, ou açúcar, fornece a energia necessária para o corpo dar conta da situação. Por si só, o cortisol desempenha um papel vital, equilibrando a atividade do sistema imune durante processos inflamatórios, abastecendo esse sistema com açúcar e agindo como um anti-inflamatório de curta duração.

A adrenalina aumenta a frequência cardíaca, direciona o fluxo sanguíneo para os músculos (daí os tremores) e relaxa as vias aéreas para permitir que você obtenha mais oxigênio nos músculos, possibilitando socos mais fortes ou mais velocidade ao correr.

A noradrenalina proporciona impulso cognitivo, aumentando a capacidade de concentração e atenção.

Juntas, essas substâncias preparam o cenário para salvar sua vida, iniciando um dos três modos: fuga, luta ou congelamento.

Depois de perceber que o tigre-dentes-de-sabre notou sua presença, você vai sair do modo estático e fugir muito mais rápido do que normalmente seria capaz. É esse mecanismo que mantém nossa espécie viva há centenas de milhares de anos.

Lembra-se de Duncan, nosso ancestral coletor de maçãs? Ele estava com fome e precisava encontrar alimento, porém não foi apenas a dopamina que o motivou na busca por comida. O cortisol e a dopamina trabalharam juntos. O objetivo do cortisol nesse contexto é chamar o indivíduo à ação e fazê-lo se mover de um local para outro. O cortisol desencadeia um desconforto, uma inquietação. Então, quando Duncan acorda e percebe que está com fome, o cortisol lhe dá o ímpeto de se levantar e agir. A dopamina atua em seguida, fazendo Duncan visualizar as frutas silvestres e imaginar como devem ser saborosas. Podemos compará-la a uma força magnética que nos arrasta em direção ao alvo – e essa sensação é muito mais agradável do que a do cortisol. Juntas, essas duas forças impulsionam Duncan a deixar o aconchego da cama de palha para se embrenhar na mata perigosa, onde ele finalmente encontra o que estava procurando. Em termos mais simples, a dopamina e o cortisol são as duas forças motrizes da nossa vida, ou seja, as forças que nos impelem a evitar a dor e a buscar o prazer. É função do cortisol nos fazer evitar a dor, que se traduz como "Eu tenho que...". Por outro lado, a dopamina nos faz sair em busca do prazer, que se traduz como "Eu quero...". Ambos levam o indivíduo do ponto A ao ponto B, mas as experiências envolvidas são bem distintas. Pense na diferença entre "Quero dar uma volta" e "Preciso dar uma volta". Ou então entre "Quero ir trabalhar" e "Preciso ir trabalhar". Os sentimentos são totalmente diferentes, não acha? Pode ser tão simples quanto redefinir tarefas necessárias como objetivos desejados. Isso torna a vida consideravelmente mais fácil.

Pense no estresse como algo que surge na lacuna entre o que

você tem e o que gostaria de ter. Por exemplo, se o seu peso for uma fonte diária de angústia, é provável que você acabe desenvolvendo estresse por causa disso. Embora isso possa motivá-lo a se inscrever na academia, também pode servir de obstáculo para alcançar os melhores resultados possíveis nos treinos. No entanto, se você conseguir transformar a insatisfação em uma fonte de motivação e meta emocional, a diferença entre a realidade atual e seus desejos vai se tornar uma fonte de dopamina.

Como você está percebendo, a relação entre a dopamina e o cortisol é um aspecto genial e fantástico da condição humana. Mas, como quase sempre acontece, não deixa de ter um lado negativo. Esse mecanismo tão incrível também contribuiu para a rápida criação de uma sociedade que gera inúmeras fontes de estresse completamente desnecessárias. Veja alguns exemplos:

- Notícias que pintam o mundo sob um ângulo desfavorável;
- Açúcar refinado, responsável por picos de glicose no sangue;
- Redes sociais que moldam nossa visão de mundo;
- Redes sociais que nos levam a fazer comparações com estruturas sociais bizarras;
- Uma cultura corporativa altamente dependente de prazos;
- Uma cultura que valoriza mais o desempenho do que a felicidade;
- Uma cultura em que as metas importam mais do que estar presente;
- Ruídos altos, para quem mora nos grandes centros urbanos;
- Estresse indireto causado pela poluição, para quem mora na cidade ou perto de uma avenida movimentada;
- Dificuldade de equilibrar vida pessoal e vida profissional;
- Um mundo digital que sequestra a dopamina dos nossos filhos;

- Um mundo digital que rouba nossa dopamina;
- Uma parentalidade excessivamente presente e superprotetora que cria filhos ávidos por cada vez mais estímulos;
- Notificações de celular;
- Expectativa de disponibilidade constante;
- Solidão e isolamento social;
- Ausência de motivações naturais para se movimentar;
- Medidas previdenciárias insuficientes, que nos levam a uma preocupação com aposentadoria e envelhecimento;
- Cultura excessivamente focada em chamar a atenção por vieses negativos.

Se você ficou estressado só de ler a lista, peço desculpas. Mas se voltar e reler, perceberá que 25 mil anos atrás a maioria desses fatores não existia. As pessoas sofriam de estresse por ter medo de ficar doente ou ser devorado; em linhas gerais, a lista de potenciais desencadeadores de estresse era bem menor. Por que nos sentimos tão mal se nossa vida atual é tão melhor? Parte da resposta reside no fato de que o cortisol constantemente disputa nossa atenção, enquanto a dopamina está sempre tentando nos atrair com suas múltiplas tentações.

Agora, eu gostaria de esclarecer uma coisa: em pequenas doses, o estresse não só é agradável, mas também fantástico! Ele faz com que nos sintamos vivos, com o sangue pulsando nas veias. Às vezes o foco proporcionado por um dos hormônios do estresse, a noradrenalina, pode causar uma sensação de invencibilidade, e a adrenalina que corre em nós antes de realizarmos um movimento mais complexo na academia pode nos deixar fortes e cheios de vitalidade. Pergunte a qualquer paraquedista experiente: ele deve admitir que busca ativamente o estresse. Eles são viciados na descarga de adrenalina que essa prática proporciona e por isso vivem se desafiando a usar paraquedas menores e a dar saltos cada vez mais perigosos. Em pequenas quantidades, o estresse é o elixir da vida, e uma ótima fonte de energia.

Eu adoro banho gelado, e devo dizer que poucas experiências conseguem desencadear o estresse com a mesma intensidade. Outro fator que provoca esse efeito é o jejum, que desafia o corpo e o cérebro. Para mim, uma vida completamente livre de estresse não seria atraente. No entanto, eu resistiria firmemente à ideia de adotar uma vida marcada pelo estresse crônico, seja ele intenso e prolongado ou de baixa intensidade mas constante. Infelizmente, muitas vezes resistimos em admitir ou até mesmo em perceber que a maioria dos seres humanos enfrenta níveis prolongados de estresse que têm impactos verdadeiramente prejudiciais para a saúde. Isso pode acarretar uma série de prejuízos para a saúde física e mental. Veja alguns exemplos:

- Dor crônica;
- Problemas digestivos;
- Doenças cardiovasculares;
- Comprometimento da memória;
- Perda da vontade de viver;
- Excesso de peso;
- Insônia;
- Letargia;
- Resfriados recorrentes;
- Sistema imune enfraquecido.

Espere um minuto! Eu não acabei de afirmar que o cortisol fortalece o sistema imune? Bem, de fato fortalece, mas apenas a curto prazo. Quando é persistente, o estresse surte o efeito oposto, passando a ser prejudicial. Preste bastante atenção nesta seção, porque o que vou compartilhar provavelmente vai lhe trazer perspectivas novas e relevantes.

Quando sofremos uma lesão ou um corte, tem início o processo inflamatório, resultando em inchaço e vermelhidão na área afetada. Nesse momento, leucócitos são recrutados e mobilizados, enquanto citocinas pró-inflamatórias (um tipo de molécula de sinalização que as células do organismo usam para se comunicar) são secretadas pelos sistemas de defesa acionados. Um efeito dessas citocinas é que elas podem fazer com que outras células do sistema imune comecem a converter o aminoácido triptofano (sim, o mesmo usado para a serotonina) em quinurenina. Esta, por sua vez, pode ser posteriormente convertida em substâncias como ácido quinolínico e ácido quinurênico, que são potencialmente neurotóxicas (ou seja, têm efeito tóxico para o cérebro) e podem contribuir para o desenvolvimento de um quadro depressivo a longo prazo. A parte que vem depois também é importante! A inflamação não é causada exclusivamente por lesões físicas; ela também pode ser desencadeada pelo estresse psicológico. Com o passar do tempo, essa condição pode provocar uma inflamação crônica leve no corpo (os mecanismos exatos desse processo ainda são desconhecidos para a ciência), o que pode resultar em estados nos quais nossos níveis de serotonina diminuem.

Se você leu tudo até aqui, já percebeu que o estresse tem impacto negativo na serotonina e na saúde mental. A inflamação não apenas nos priva do triptofano, que é um componente importante na produção de serotonina, mas também o direciona a um processo que produz neurotoxinas! Então por que o corpo optaria por usar o triptofano para alimentar o processo inflamatório em vez de produzir serotonina? A resposta é simples: sobreviver é muito mais importante do que manter a estabilidade e a qualidade do nosso humor. Em outras palavras, ninguém deseja enfrentar o estresse crônico, mas ele é um compromisso necessário para preservar nosso equilíbrio de serotonina!

O estresse crônico pode ser definido como um estado no qual uma pessoa se mantém constantemente tensa, e o descanso regular não proporciona um relaxamento significativo. Quando esse estado perdura, em média, por um a quatro meses, já pode ser considerado "crônico". Ou seja, se alguém se sentisse perseguido incessantemente por um tigre-dentes-de-sabre por um período de quatro meses, seria considerado em um estado de estresse crônico e precisaria adotar medidas para resolver o problema.

Alguém pode contestar esses dados, afirmando que vive em estado crônico de estresse há anos sem sofrer nenhum efeito nocivo, e acho que essa pessoa até pode estar sendo realista. Entretanto, é bem provável que o estresse crônico um dia traga problemas de saúde, mesmo que no presente nada indique motivos para preocupações. Em 2020 eu tive um quadro de estresse crônico. Em janeiro daquele ano, tudo parecia bem: eu viajei ao redor do mundo, dei 25 palestras, participei de entrevistas, gravações, etc. Em uma única semana palestrei em seis países de dois continentes. O ritmo que eu vinha mantendo não me causava tanto estresse, afinal eu realizava um trabalho que conhecia bem e executava com muita segurança. Mais ou menos um mês depois, o pânico gerado pela covid-19 fechou tudo. Isso resultou no cancelamento de todas as palestras para o resto do ano, tudo em apenas uma semana. Não havia qualquer perspectiva em vista para mim ou para minha equipe de 10 pessoas. No entanto, eu ainda estava confiante de que poderia reverter o cenário, considerando meu histórico de adaptação. Em apenas uma semana, reestruturamos completamente a empresa: optamos por um foco total nas mídias sociais, lançando nossos cursos de treinamento on-line na HeadGain.com, e montamos um estúdio de gravação digital. Não tínhamos experiência nessa área, e, naquela época, havia poucos especialistas, já que videoconferências e palestras digitais ainda não eram amplamente adotadas. Assim, nos vimos em posição de precisar buscar informações, experimentar e aprender, seguindo um método baseado em tentativa e erro. No fim das contas, a empreitada demandou um investimento significativo, estimado em 100 mil a 200 mil euros, e consumiu seis meses. Apesar disso, me mantive confiante de que valeria a pena. Em vez de desacelerar, conforme muitos fizeram, decidi seguir minha tática de sempre: dobrar a aposta e acelerar. Meu objetivo era emergir da pandemia em uma posição mais forte, e de fato nossos esforços resultaram em um desempenho notável. Se pudéssemos acelerar o projeto durante o verão, que na Suécia ocorre no meio do ano, poderíamos lançar vários produtos e serviços até o quarto trimestre, o que certamente salvaria a empresa. No entanto, em dois dias tudo estava prestes a mudar, devido a dois eventos trágicos e inesperados.

O primeiro ocorreu no início de junho. Eu estava trabalhando no escritório de casa quando meu filho entrou correndo e gritando: "A mamãe caiu!" Imediatamente, deixei tudo de lado e corri até ela. Encontrei Maria caída na escada do lado de fora da casa, com dificuldade para falar. Ela conseguiu murmurar algo que mal pude compreender: "Tive um derrame." Pânico, choro, ambulância, enfim... uma confusão. Além de não ter sido informado de nada, por causa dos protocolos da pandemia não me autorizaram a acompanhá-la até o hospital. Foi quando vi no celular uma chamada perdida de um número não identificado, ou seja, provavelmente tinham ligado do hospital tentando falar comigo. E o fato de a ligação ter partido do hospital e não da minha esposa me levou a pensar que as notícias não seriam boas. Fiquei paralisado, olhando fixo para o aparelho. Após o que pareceu uma eternidade, finalmente o telefone tocou de novo. Do outro lado da linha, uma pessoa com a fala mais lenta da história da humanidade transmitiu a notícia de que Maria ficaria bem, que o acidente vascular cerebral provavelmente tinha sido desencadeado pela covid-19 e que ela enfrentaria um longo processo de recuperação.

Dois dias depois, soube de mais um desastre. Um dos meus melhores amigos – vamos chamá-lo de Curt –, que me ajudava com a parte financeira da empresa, estava administrando o negócio de forma inadequada. Só fiquei sabendo disso depois que Curt explicou que nossa solicitação de financiamento para obter assistência do governo durante a pandemia fora recusada. Quando entrei em contato com a Secretaria Sueca de Desenvolvimento Econômico e Regional em busca de mais detalhes, fui informado de que eles não haviam recebido nenhuma solicitação de nossa parte. Essa discrepância imediatamente acendeu um alerta, e iniciei uma investigação minuciosa que me colocou diante de uma catástrofe absoluta. Não vou entrar em detalhes, mas, em resumo, ao longo dos três dias seguintes, nossa empresa, que parecia estar prosperando e operando bem, perdeu a licença fiscal. Além disso, descobrimos que a conta bancária estava praticamente vazia. Nem consigo mensurar o nível de estresse que vivenciei nesse período.

Eu tinha duas alternativas: trabalhar incansavelmente ou perder tudo que construíra com tanto esforço. Nossos recursos financeiros estavam no fim, o fundo de reserva já não existia e a empresa se via em um estado lamentável. Não conseguíamos gerar receita, minha esposa havia sofrido um AVC e eu estava sob intensa pressão para criar, escrever e implementar todas as medidas necessárias para a nossa transição digital.

No dia seguinte ao AVC de Maria, estava agendada a visita de uma renomada empresa de coaching no JP-Manor, nos arredores de Västerås, na Suécia, para um dia inteiro de filmagens do meu novo curso on-line. Eu não tinha escolha, não estava numa posição de simplesmente cancelar o compromisso. Minha única opção era seguir adiante. Apesar de todo o meu conhecimento em autoliderança e no controle do estresse, enfrentei uma série de desafios simultâneos, e continuei com dificuldades. Eu praticava meditação, fazia atividades físicas e tinha um sono de qualidade, o que, em retrospecto, provavelmente foram a minha salvação, mas não demorou muito para que os sintomas do estresse crônico se tornassem evidentes. Apenas dois meses após o AVC de Maria, em agosto, comecei a desenvolver síndrome do túnel do carpo, uma nevralgia que irradiava dos punhos até os ombros e os dedos. Além disso, desenvolvi uveíte, uma inflamação ocular que indica um ataque do sistema imune. Todas essas adversidades estavam se acumulando no momento em que eu precisava, mais do que nunca, resolver os problemas da empresa e manter a família no prumo. Acabei me esforçando excessivamente, e tenho certeza de que isso me tirou alguns anos de vida.

Em fevereiro de 2022, Maria estava quase 100% recuperada, graças principalmente às suas notáveis habilidades de autoliderança. Ela é, sem dúvida, uma inspiração para mim nesse aspecto – foi uma conquista verdadeiramente admirável! Nesse mesmo período, minha saúde também voltou aos trilhos. Com a ajuda da equipe e de quatro amigos, ainda naquele verão conseguimos resolver os problemas da empresa, e em novembro finalmente recuperamos a licença fiscal. Em outubro lançamos o HeadGain.com, minha plataforma de treinamento digital, com todos os meus cursos, 500 vídeos e material suficiente para preencher três livros. Em fevereiro de 2023, nosso site já contava com mais de mil usuários do mundo inteiro. Impulsionamos nossa presença nas redes sociais ao longo desse ano e, como resultado, passamos de 5 mil seguidores no YouTube para 200 mil, de 5 mil seguidores no Instagram para 145 mil, e de zero alcançamos a marca de 2 milhões de seguidores no TikTok, o que nos tornou a sétima maior conta dessa plataforma na Suécia. Montamos um magnífico estúdio digital e fui convidado pela Google para ministrar uma palestra sobre *storytelling*, ou arte da narrativa. Esse evento representou uma verdadeira virada de jogo para mim nos Estados Unidos – um mercado que, para a maioria dos palestrantes suecos, permanece apenas no plano dos sonhos. Como você pôde perceber, 2020 e 2021 foram os piores e também os melhores anos da minha vida. A experiência foi extremamente desafiadora, mas extraí dela um grande aprendizado. Também tenho convicção de que, se não fosse pelas minhas competências de autoliderança, eu simplesmente teria sucumbido.

Tenho uma metáfora inspiradora que me serve de guia na autoliderança. Imagine-se como um jardineiro. Você criou um jardim espetacular, repleto de flores deslumbrantes. As rosas simbolizam a serotonina, e as tulipas, a dopamina. Você também cultiva flores que personificam a testosterona, o estrogênio e a progesterona. A ocitocina se assemelha a um girassol alto e bonito. Você sente um orgulho legítimo desse magnífico e exuberante jardim. Então, um dia, enquanto cuida das roseiras, você sente uma gota d'água cair no braço e, com um sorriso no rosto, constata: *Finalmente vai chover!* Você entra em casa, prepara uma xícara de chá e se acomoda junto à janela, admirando a chuva que nutre o jardim. Você compreende que essa chuva é exatamente o que o seu jardim precisa para se desenvolver, da mesma forma que podemos afirmar sobre o estresse: em pequenas e esporádicas doses, ele é essencial para o nosso bem-estar. No entanto, em breve você começa a se preocupar com a persistência da chuva, que cai por semanas a fio. Olha para o jardim, agora apenas uma memória desbotada dos seus anos de glória: murcho, encharcado, moribundo e cinza. Essa situação representa o efeito do estresse prolongado. É fato que o estresse crônico pode afetar direta e indiretamente as seis substâncias analisadas neste livro. Não surpreende que anos de estresse crônico nos conduzam a uma condição de terrível mal-estar.

Você consegue adivinhar o que a maioria das pessoas faz para se reerguer após situações semelhantes? Compras, viagens, jantares caros, idas ao cinema, reformas em casa. No entanto, tão logo uma dessas atividades chega ao fim, o estresse e a negatividade recomeçam, e as pessoas passam a se sentir tão tristes quanto antes. Mas voltemos à analogia do jardim: em um momento de pânico, você, o jardineiro, corre para plantar novos hibiscos, roseiras e tulipas. Por um curto período, o jardim renasce, mas logo cede novamente diante da chuva interminável.

A longo prazo, a única medida que faz a diferença é reduzir a quantidade de chuva, ou seja, do estresse crônico que afeta você. Os resultados dessa escolha podem ser notáveis e surpreendentes. Imagine o que acontece com seu jardim quando o sol volta a banhá-lo e os canteiros secam, com a chuva aparecendo apenas em breves intervalos entre os dias ensolarados. Ele se recupera sozinho. Você fica ali, observando pela janela, enquanto as flores brotam e todas as cores e a vitalidade reaparecem, sem que você faça qualquer esforço. A vida segue o mesmo princípio.

Conheço pessoas que vivem lutando contra seu estado de espírito, traduzido como ausência de felicidade básica ou como uma sensação de que a depressão está a caminho. Costumo recomendar que, após mapear as fontes de estresse negativo, as pessoas busquem reduzi-lo sistematicamente, até que se torne gerenciável ou desapareça por completo. Há quem alcance esse objetivo tomando decisões drásticas, como por exemplo sair da cidade, enquanto outros solucionam pequenos desgastes, como conflitos antigos que se arrastam por muito tempo.

Você já pensou no fato de que o estresse negativo não existe por si só, mas sim como a interpretação pessoal que você faz de uma situação? Exceto pelos casos de ambientes urbanos barulhentos e de toxinas causadoras de estresse, o que torna o estresse negativo é a sua própria percepção da experiência. A boa notícia é que, com essa compreensão, você pode, com o tempo, se livrar de quase todo o estresse negativo da sua vida. É uma tarefa fácil? De forma alguma. Mas vale o esforço? Com certeza!

A inflamação pode levar a sintomas depressivos; muitos pacientes com depressão clínica também apresentam quadros inflamatórios. Foi o que revelou a pesquisa de Marlena Colasanto, da Universidade de Toronto, e Emanuele Felice Osimo, da Universidade de Cambridge. Um efeito interessante que notei em mim e nos meus clientes é que o resfriado comum costuma trazer à tona emoções depressivas. Isso não é tão surpreendente, considerando que resfriados são causados por processos inflamatórios no organismo. No entanto, cabe mencionar que a inflamação é um fenômeno de papel vital na capacidade do corpo para eliminar microrganismos patológicos, eliminar células mortas, reparar tecidos danificados e conter infecções. É a inflamação leve, constante e indesejada, causada pelo estresse crônico, que forma a base do coquetel do mal – e que deve ser evitada com afinco. A melhor maneira de evitar essa forma indesejável de inflamação é seguir uma rotina de atividades físicas, alimentação saudável e redução do estresse negativo. Assim, o corpo não terá a impressão de estar sob constante ameaça.

Agora que adquirimos uma melhor compreensão da natureza do estresse, assim como de seus efeitos positivos e potencialmente negativos, é hora de revisar algumas ferramentas práticas para lidar com o estresse de acordo com as nossas necessidades.

Ferramenta 1: O mapa do estresse

Como mencionei no início do livro, o mapa do estresse foi minha primeira e mais importante ferramenta para superar a depressão. Embora eu o tenha criado, a pessoa que me inspirou a fazê-lo foi Maria, minha esposa e mentora de autoliderança. Como já mencionei, passei o verão de 2016 na cama, chorando inconsolavelmente. Não tinha vontade de fazer nada. Até me alimentar parecia sem sentido. Nada tinha significado para mim, e eu estava engolido por uma escuridão incontrolável, que só me permitia chorar. Naquela época tínhamos uma cafeteria que só funcionava nos meses do verão, e um dos meus músicos preferidos foi se apresentar para nossos clientes. Eu até saí de casa para prestigiá-lo, mantendo distância para não ser visto, mas fato é que não consegui sentir nada. Quando agosto chegou, Maria teve uma conversa comigo. Sentou-se na beira da cama e disse: "David, vou me responsabilizar por tudo. Vou cuidar das crianças, fazer a comida, limpar a casa, gerenciar o café, cuidar da empresa, da fazenda e dos funcionários. Você não precisa se preocupar com nada." Quando ela saiu, eu não senti nada específico, mas mais ou menos uma semana depois consegui parar de chorar. Passadas quatro semanas, comecei a me sentir mais aliviado. Percebi que a motivação voltava aos poucos – uma sensação que eu não experimentava havia muito tempo. E aí percebi que aquela era a forma que Maria tinha encontrado de impedir que a chuva inundasse o meu jardim. Ela retirou as fontes do meu estresse, o que teve um efeito tremendo, quase incompreensível, sobre mim. Graças a isso, consegui voltar a trabalhar, embora o ideal talvez fosse uma pausa de um ou dois anos para me recuperar. E, como já mencionei no início do livro, foi nesse período que dei aquela palestra em Gotemburgo, onde me chamaram a atenção por trocar o nome da empresa. Esse fato, por sua vez, me levou a procurar o médico, que me disse, de forma inequívoca, que eu estava literalmente num processo de autodestruição. Essas duas situações me motivaram a superar o estado de espírito sombrio que me atormentara na maior parte da vida, e a primeira medida para alcançar esse objetivo foi elaborar o mapa do estresse. Esse método é relativamente simples, e eu o recomendo a todos, independentemente de estarem ou não vivenciando momentos de estresse.

Primeiro passo: Faça uma lista indicando tudo que lhe causa estresse.

Segundo passo: Atribua a cada um dos fatores uma das seguintes categorias: *Pode ser eliminado*, *Pode ser resolvido* e *Não sei*.

Pode ser eliminado: aqui se incluem todas as situações estressantes que ocorrem na sua vida e que você identifica como passíveis de eliminação.

Pode ser resolvido: aqui se incluem todas as situações estressantes que surgem em sua vida, mas que podem ser resolvidas ou suportadas até que não causem mais estresse.

Não sei: aqui se incluem situações que você não sabe como resolver no momento.

Pode ser eliminado	Pode ser resolvido	Não sei

Dez exemplos para a categoria "Pode ser eliminado"

1. Amigos e parentes que sempre deixam sua autoestima abalada.
2. Fumar ou beber.
3. Notificações do celular.
4. Algo que você mal usa, mas considera um fardo financeiro.
5. Um emprego ou um cargo.
6. Aplicativos que abalam sua autoestima.
7. Reuniões sem intervalos. Permita-se respirar um pouco!
8. Prazos apertados.
9. Responsabilidades desnecessárias.
10. Excesso de compromissos, desde cargos em conselhos até adesão a associações de horticultura.

Dez exemplos para a categoria "Pode ser resolvido"

1. Divergências entre você e seu parceiro. Experimente praticar a aceitação.
2. Conflitos. Procure vê-los como oportunidades de crescimento.
3. Metas muito ambiciosas. Divida-as em metas menores.
4. Sapatos das crianças largados na entrada. Será que isso realmente importa?
5. Autocrítica. Contraponha cada pensamento negativo com três positivos a seu respeito.
6. Dificuldade em estar presente. Retire algumas fontes de dopamina rápida.
7. Falta de autoconfiança. Reconheça suas pequenas conquistas pessoais e celebre cada uma delas!
8. Dificuldades de sono. Siga as dicas das páginas 157 a 159.
9. Sensação de estar preso. Informe-se sobre as falsas cren-

ças na Ferramenta 8 deste capítulo sobre estresse (pág. 123).
10. Mentalidade negativa. Leia as perguntas de foco na página 177.

Exemplos para a categoria "Não sei"

Os fatores estressantes desta categoria são mais difíceis de exemplificar, pois costumam variar de pessoa para pessoa. Se você incluiu algo nesta lista, é porque não consegue enxergar uma solução sozinho, talvez não tenha a coragem necessária para enfrentar a situação ou lhe faltem as ferramentas adequadas para resolvê-la. No entanto, por mais estranho e improvável que pareça, 99% dos problemas podem ser solucionados, seja de maneira convencional, seja por uma mudança na forma como você os enxerga, porque então eles deixam de ser considerados problemas. Por exemplo, já incluí na minha lista de "Não sei" o item medo de conflitos. Posteriormente, percebi que poderia ajustar minha perspectiva, passando a ver conflitos como desafios e oportunidades de aprendizado e, assim, buscando resolvê-los um de cada vez. Outro exemplo foi minha falta de coragem para ser mais autêntico, que resolvi usando perguntas de foco (veja a página 177). Neste caso, parei de perguntar a mim "Como posso me destacar?" e passei a perguntar "Como posso ser uma inspiração para os outros?". Essa simples mudança fez uma enorme diferença na minha vida.

Ferramenta 2: Meditação

Às vezes minha agenda de palestras fica muito apertada. Houve uma ocasião em que tive que viajar de helicóptero para pegar um táxi que já estava me esperando, para então chegar ao compromisso apenas cinco minutos antes do combinado. E quando tenho apenas cinco minutos para me preparar, evito a todo custo gastar esse tempo pensando no que vou dizer. Em vez disso, prefiro meditar. A meditação oferece uma série de benefícios, mas gostaria de destacar aqui sua capacidade de reduzir os níveis de cortisol, o que contribui para desanuviar os pensamentos e proporcionar uma conexão mais profunda com as emoções. Cinco minutos depois, abro os olhos, pego o microfone e subo ao palco, me sentindo consideravelmente mais relaxado e centrado. Na página 163 trago algumas dicas relacionadas à meditação.

Ferramenta 3: Ocitocina

A ocitocina é liberada em situações de estresse, provavelmente com a função de suavizar seus efeitos. Você pode facilitar esse processo dando um abraço em alguém, recebendo uma massagem, praticando meditação de gratidão ou usando minha ferramenta favorita, que é contemplar algo que encha você de sentimentos de empatia e amor. Eu costumo admirar fotos dos meus filhos. Como já mencionei, o estresse crônico é prejudicial aos níveis de ocitocina. Em um estudo publicado em 2014 no *Journal of Psychiatric Research*, os pesquisadores descobriram que mulheres que sofrem de depressão tendem a apresentar níveis particularmente baixos de ocitocina em comparação com aquelas que não estão deprimidas. E, como vimos antes, o estresse crônico pode desencadear a depressão.

Ferramenta 4: Exercícios

A prática de atividade física aumenta a tolerância ao estresse. Falando por mim, eu não sei como conseguiria dar conta do meu ritmo acelerado sem praticar atividade física. Quando passo uma semana ou mais sem treinar, percebo imediatamente que minha tolerância ao estresse cai. Mas lembre-se de que exercícios físicos extenuantes podem causar mais estresse do que o necessário. Para quem já enfrenta um quadro de estresse, é recomendável optar por uma rotina de exercícios menos intensa.

Ferramenta 5: Movimentos

Passei boa parte da vida treinando pessoas a aprimorarem suas habilidades de apresentação e comunicação. Uma tendência que observei entre aquelas que enfrentam estresse nessas situações é reagir de duas maneiras: ou ficam paralisadas, recolhidas em um canto, apontando para a tela com o laser, ou engatam em um frenético vaivém pelo palco. Em ambas as situações, uma estratégia eficaz para reduzir o estresse é planejar seus movimentos no palco. Elabore um plano para definir sua posição e os movimentos durante a apresentação, principalmente nas transições de um tópico para outro. Antecipe os momentos em que vai apontar para os slides e posicione objetos a uma distância estratégica, de forma que seja necessário se movimentar para alcançá-los. Quanto mais relaxados os movimentos, menor será a sensação de estresse. Essa tática também se estende à vida em geral: movimente-se – você notará uma melhora significativa nos seus níveis de estresse.

Ferramenta 6: Respiração

Uma das ferramentas mais potentes para aliviar o estresse temporário é o controle da respiração. Ao respirar profundamente algumas vezes por minuto, seu cérebro entenderá que está tudo bem e que você está fora de perigo. O número ideal de respirações varia de uma pessoa para outra, dependendo do volume pulmonar e outros fatores, mas, em geral, seguir uma frequência de seis a oito respirações por minuto costuma garantir os efeitos calmantes mais rapidamente. Tente agora mesmo – programe um minuto no cronômetro e conte quantas vezes respira. Concentre-se em fazer inspirações e expirações longas, sem prender a respiração. Procure equalizar a duração das inspirações e expirações. Passado um minuto, é provável que você se sinta mais calmo. Se quiser tentar uma tática ainda mais eficaz, experimente o exercício de respiração que será abordado mais adiante neste capítulo (pág. 131).

Outra ferramenta de respiração maravilhosa é o suspiro fisiológico. Inspire duas vezes, bem rápido, enchendo os pulmões ao máximo, e depois expire muito lentamente enquanto emite um suspiro audível, quase um gemido. Repita esse processo cinco ou seis vezes. A principal diferença entre a respiração comum e o suspiro fisiológico é que este expande os pulmões em um grau mais significativo, permitindo uma eliminação mais eficaz do gás carbônico. E por que executar cada expiração com um suspiro audível? A resposta está na estreita proximidade do nervo vago em relação à laringe. Quando é ativado, esse nervo, o mais importante para a sensação de calma e relaxamento, estimula o sistema nervoso parassimpático a transmitir sinais para quase todos os órgãos do corpo, informando que está tudo bem. Alguns sons produzidos pelas cordas vocais estimulam o nervo vago de forma mais eficaz do que outros, e o suspiro audível (ou gemido) é um deles. Isso também explica, em parte, por que muitas pessoas utilizam mantras como "OM" na prática de meditação.

As técnicas de respiração são uma excelente forma de restaurar o controle no córtex pré-frontal, a parte do cérebro que abriga nossa vontade e nossa intencionalidade. Em situações de intenso sofrimento causado por estresse ou ansiedade incontroláveis, confiar apenas em estratégias mentais para recuperar o controle pode não fazer diferença alguma. Nesses momentos, é mais eficaz iniciar o processo com uma técnica de respiração relaxante e, em seguida, incorporar outras estratégias mentais para interromper padrões de pensamento ou modificar comportamentos. Por exemplo, em uma situação estressante, você pode iniciar com dois minutos de respiração tranquila (técnica fisiológica) e, em seguida, adotar a prática de falar consigo mesmo na terceira pessoa (técnica mental). Para obter mais orientações sobre como fazer isso, consulte a página 75.

Ferramenta 7: Altere sua perspectiva

Você sabia que nossas respostas fisiológicas ao nervosismo e a expectativas positivas são praticamente idênticas? Pode parecer loucura, mas é verdade. Muitos estudos mostraram que é possível redefinir a experiência de estresse, enquadrando-a como positiva em vez de negativa. Para dar um exemplo do mundo real, vejamos um estudo realizado por Alison Wood Brooks que foi publicado no *Journal of Experimental Psychology*. Nesse experimento, os participantes foram convidados a cantar a música "Don't Stop Believin'", da banda Journey. Em um grupo, as pessoas foram instruídas a afirmar para si mesmas "Estou ansioso" antes de cantar, enquanto no outro grupo elas foram orientadas a dizer "Estou animado". A diferença que essa simples mudança fez na experiência dos participantes foi gritante. Aqueles que se disseram animados cantaram melhor, se sentiram mais relaxados e aproveitaram mais o momento. Efeitos semelhantes foram observados em pessoas em situações como provas importantes ou apresentações: quando elas encararam essas situações como empolgantes em vez de angustiantes, tiveram um desempenho significativamente melhor!

Ferramenta 8: Falsas crenças

Caso tenha passado por isso, você deve lembrar como achou difícil aprender a dirigir. Como teve que dominar ao mesmo tempo o acelerador, a embreagem, as setas, os retrovisores, as mudanças de marcha. Por outro lado, é provável que também lembre como, seis meses depois, dirigir já havia se tornado algo automático. Mesmo que você não tenha carteira de motorista, certamente se recorda de outra habilidade que demandou um grande foco inicial, mas que depois se tornou espontânea. A capacidade de automatizar processos aprendidos e integrá-los à nossa memória muscular é formidável. Infelizmente, existe uma função semelhante que automatiza nossas emoções e que nem sempre age a nosso favor. Quando nascemos, ainda não compreendemos quais são os momentos certos para ter determinadas emoções nem o que estamos sentindo. Os pais nem sempre conseguem nos ensinar como lidar com as emoções e quando expressá-las. Muitas vezes, apenas ao vivenciar as mais diversas situações é que conseguimos complementar o aprendizado doméstico.

Até os 35 anos, carreguei a falsa crença de que era feio e que as meninas eram assustadoras. Como se desenvolvem essas "crenças" e emoções tão estranhas? Quando tentei entender sua origem, percebi que essas ideias se originaram em uma festa da escola. No salão, uma bola espelhada, dessas de discoteca, pendia do teto. "It Must Have Been Love", do Roxette, estava tocando no volume máximo. Em um canto, as meninas formavam um grupo, dando muitas risadinhas. No outro, os meninos, todos juntos e misturados. Naquele dia, o plano era convidar Maria, minha grande paixão, para dançar comigo. Após muita hesitação e inúmeras recargas de pipoca, atravessei a pista de dança – minhas pernas tremiam tanto quanto as de um alce recém-nascido. O tempo pareceu parar. Dei um pigarro. Quando ela se virou, disparei: "Quer dançar comigo?" E ela respondeu um não bem redondo. Meu mundo desabou! Nada mais fazia sentido na minha vida – mas só durante seis semanas, porque depois me apaixonei perdidamente por Karoline. No entanto, passei pela mesma situação com ela na festa seguinte. Depois de ser rejeitado por cada uma das cinco meninas que escolhi para demonstrar meu afeto, meu cérebro decidiu criar duas falsas crenças, na tentativa de me proteger de tormentos psicológicos semelhantes no futuro. A primeira era que as meninas eram uma fonte de sofrimento a ser evitada. A segunda era que eu era feio. Essas duas ideias me dominaram até os 35 anos, quando descobri que o cérebro produz essas crenças para automatizar as emoções e nos proteger do sofrimento. No entanto, a verdade é que essas ideias já estavam "fazendo hora extra" na minha mente. No processo de me reinventar, entre outras medidas, listei todas as "crenças" que haviam me prejudicado e decidi enfrentá-las. A seguir, vou compartilhar as três melhores técnicas que descobri para eliminar essas falsas crenças.

Reavalie suas referências

Foi com esta técnica que consegui superar a crença de que era feio. Para você alcançar o mesmo resultado, pegue duas folhas de papel. Na primeira, liste os eventos e experiências que deram origem à sua "antiga convicção". No meu caso, identifiquei quatro ou cinco lembranças e pontos de referência que contribuíram especificamente para a criação da falsa crença de que eu era feio. Na segunda folha, enumere situações que apresentem evidências em contrário. No meu caso, incluí todas as vezes em que alguém elogiou minha aparência ou demonstrou interesse na minha "formosura" externa e interna. Percebi que havia uma lista considerável de indícios que eu vinha ignorando. Ao colocar essas listas lado a lado, tornou-se evidente qual era a verdade real, e minha antiga autoimagem desmoronou ali mesmo, rapidamente.

Aplique um padrão diferente

Eu tinha a persistente convicção de que não era um bom líder. Contudo, o problema não estava na minha suposta incapacidade de liderança, e sim nas ideias equivocadas que eu tinha sobre as características essenciais de um bom líder. Por exemplo: sempre achei que um bom líder deve necessariamente ser uma pessoa afetuosa, e que quem não demonstra afetividade não pode ser um bom líder. No entanto, assim que ampliei minha concepção do que define um líder eficaz, percebi que indivíduos com motivação intensa e visão consistente também podem ser líderes competentes. Portanto, ao chegar a essa conclusão, eliminei minha velha opinião formada – eu estava aplicando o padrão errado. Eu tinha 44 anos quando entendi isso, e sei que pode parecer estranho, mas as crenças infundadas são capazes de nos cegar, e, quando se tornam parte de nós, nem percebemos que estão nos controlando. Ao questionar de onde veio uma crença e encontrar padrões alternativos para aplicar, você pode se libertar de antigas convicções que impedem seu progresso.

Decida-se

Ao encarar as crenças falsas como os raciocínios absurdos que verdadeiramente são, você estará apto a derrubá-las e superá-las. E esse processo pode ser surpreendentemente simples. Foi exatamente o que aconteceu comigo quando superei a convicção de que tinha um péssimo senso de direção. Eu me dei conta de que essa crença se consolidou porque me proporcionou várias histórias engraçadas para contar. Perceba que essa falsa convicção criou uma persona divertida, que eu assumia em contextos sociais. O problema é que eu nunca fui tão desorientado assim. A questão era que meu cérebro frequentemente ficava tão ocupado analisando e pensando em várias coisas ao mesmo tempo que eu acabava negligenciando os sinais. Quando comecei a prestar mais atenção, o problema foi sanado.

Ferramenta 9: Crenças conflitantes

Um fator estressante em potencial é quando há algum conflito entre suas crenças, uma situação frequentemente chamada de dissonância cognitiva. Pode ser o caso tanto de uma pessoa aceitando duas crenças incompatíveis quanto de alguém acreditando em algo que entra em conflito com o que seu parceiro ou o resto do mundo considera verdadeiro.

Minha primeira experiência de manter duas crenças conflitantes aconteceu há alguns anos. A primeira se formou quando eu tinha 18 anos e elaborei uma lista de metas de vida bastante superficiais para mim: ser proprietário de um Porsche aos 25 anos, ser milionário aos 30, viver em um país mediterrâneo em algum momento e, aos 42 anos, me aposentar. Ao longo da minha vida, especialmente depois dos 35 anos, uma nova crença foi aos poucos se enraizando: eu queria oferecer treinamento em comunicação gratuito para todas as crianças do mundo. Aos 42 anos, o conflito entre essas crenças atingiu um ponto crítico, porque não consegui conciliá-las, o que me causou estresse e exaustão. Na verdade, acho que eu nunca havia vivenciado nada igual. Foi quando a situação chegou a um ponto dramático: eu estava na academia que tenho montada em casa e tive meu primeiro acesso de raiva. E aquela raiva era direcionada a mim mesmo. Eu gritei, atirei objetos, puxei meu cabelo e terminei desabando no tapete de yoga, finalmente aceitando que precisaria abrir mão do meu principal objetivo desde a juventude: me aposentar aos 42 anos. Aquela nova convicção revelou-se muito mais relevante para a pessoa que eu me tornara. Experimentei um alívio tão intenso que parecia estar havia meses sob o efeito de uma dose tripla de coquetel do bem.

Se você faz questão de que o quarto dos seus filhos esteja sempre limpo e arrumado, mas seu/sua cônjuge não dá tanta importância a esse fato, está sustentando crenças conflitantes. Embora nenhum dos dois tenha razão absoluta, essa incompatibilidade de convicções certamente traz uma tensão à vida a dois. Se você quer viver um relacionamento duradouro e com o mínimo de estresse possível, aqui vão três soluções: 1) Um dos dois terá que mudar sua crença. 2) Você terá que aceitar as diferenças. 3) Você terá que aceitar as diferenças e destacar os aspectos positivos de seu parceiro no relacionamento e que talvez você não tenha, além de concentrar-se em valorizar o equilíbrio que têm juntos como casal.

Por exemplo, se você valoriza a consciência ambiental, essa convicção pode entrar em conflito com o comportamento de alguém que não compartilha das mesmas preocupações ou não está disposto a investir o mesmo esforço que você nessa área. Mesmo que tenha a intenção de agir de maneira ambientalmente responsável, pode ocorrer uma dissonância cognitiva se, por exemplo, você optar por viajar de avião, ciente de que esse meio de transporte é insustentável no contexto dos recursos naturais do nosso planeta. Dependendo da intensidade de sua crença e de quanto está disposto a defendê-la, crenças conflitantes podem até gerar significativa coesão, mas, ao mesmo tempo, resultar em considerável estresse.

Ferramenta 10: Dopamina vs. cortisol

Em um estudo liderado por Martina Svensson, da Universidade de Lund, foram utilizados dois camundongos. Um deles tinha acesso livre à roda de exercícios, podendo correr sempre que desejasse. O outro era obrigado a correr na roda de exercícios toda vez que o primeiro optasse por fazê-lo. Como resultado, os níveis de estresse do segundo camundongo foram consideravelmente mais elevados que os do primeiro, que só corria quando queria. A dopamina tem a capacidade de tornar um evento agradável e positivo, reduzindo, assim, nossos níveis de estresse. A conclusão é que você deve encontrar motivação nas atividades que realiza e nas tarefas que desempenha. Se não conseguir, você corre o risco de ter como principais forças impulsionadoras o cortisol e o estresse, em vez da dopamina.

É interessante observar como esses efeitos se manifestam em seres humanos. Por exemplo, quando você inicia um novo trabalho, a motivação está lá no alto e a dopamina flui livremente. Entretanto, ao longo dos anos, talvez você experimente um aumento no estresse, e não na motivação, por ter se imposto metas excessivamente ambiciosas, por mudanças na gestão, no grupo de colegas de trabalho ou até mesmo por receber tarefas novas, porém menos estimulantes. Em vez de sentir motivação, que estimularia a dopamina, você desenvolveria estresse, o que, por sua vez, liberaria cortisol, ou seja, você passaria a se forçar a completar as tarefas. Uma das consequências do excesso prolongado dos níveis de cortisol é a chamada "barriga de cerveja", um volume abdominal produzido pelo acúmulo de açúcar no sangue liberado pelo cortisol ao longo dos anos e que acaba não sendo usado da maneira "correta", ativando e abastecendo os músculos.

Ferramenta 11: Rompa o padrão

Depois que recebemos uma crítica negativa, não é de todo improvável ficar remoendo o comentário por dias. Quanto mais você faz isso, mais o cérebro fica convencido de que esse detalhe é importante e relevante para a sua sobrevivência. Assim, o comentário se cristaliza como verdade, levando o cérebro a continuar repetindo essa nova crença, em um loop infinito, até que você nem percebe mais. Digamos que em algum momento da vida alguém tenha lhe dito que o seu nariz é grande, e que você internalizou essa opinião. Como resultado, seu cérebro determinou que essa era uma informação importante e passou a repeti-la com uma frequência cada vez maior. A equação é simples: quanto mais você oferece uma informação ao cérebro, mais provável é que ele comece a repeti-la como crença, sem qualquer ação consciente de sua parte.

É aqui que a técnica de romper o padrão pode ser incrivelmente útil. A ideia é impedir que esse ciclo de pensamentos se complete. Em vez de deixar um pensamento negativo se desenvolver – por exemplo, "Eu tenho um nariz feio. Ele é enorme e muito desajeitado" –, interrompa o raciocínio logo na parte do "Eu tenho...", evitando que o ciclo se repita. Essa é uma maneira de sinalizar ao seu cérebro que o pensamento já não é tão importante, pois você nem mesmo permite que ele prossiga, reduzindo sua frequência. Quando você recebe críticas, essa técnica pode ser aplicada logo nos primeiros minutos ou horas para interromper o ciclo. No entanto, se esse padrão já estiver enraizado, segundo minha experiência, basta praticar esta técnica por duas ou três semanas para se desconectar dele. Algumas das minhas técnicas preferidas para romper padrões incluem jogos de palavras, exercícios respiratórios, ouvir música, assistir à série de comédia *Seinfeld*, conversar com um amigo, meditar, respirar profundamente, lavar o rosto com água gelada, fazer movimentos inesperados, cantar uma música ou focar em detalhes externos, como contar e observar objetos e cores específicos ao meu redor.

A técnica de romper padrões pode não ser tão eficaz para controlar a ansiedade. Nesse contexto, é mais benéfico aceitá-la e empregar exercícios de relaxamento e respiração. Tentar romper o padrão da ansiedade pode parecer uma forma de "fugir" dela, o que talvez intensifique o desconforto. Em um estudo conduzido pelo psicoterapeuta Barnaby D. Dunn e sua equipe, os pesquisadores solicitaram que os participantes observassem os detalhes mais sangrentos de um acidente de carro. Aqueles instruídos a interromper o padrão imediatamente visualizaram as imagens, desviando os pensamentos para algo diferente do acidente, ficaram menos abalados e não conseguiram recordar direito os detalhes das imagens em comparação com aqueles que, por não interromperem o padrão, continuaram a "reprisar" mentalmente a experiência de visualização das imagens.

Em resumo: quando confrontado com críticas negativas, ouça-as, aprenda com elas, mas também saiba quando romper o padrão. Se vir algo que preferiria não ter visto, rompa o padrão.

Incremente seu estresse

O estresse pode ser bastante benéfico em pequenas doses, por isso pensei em propor algo bastante inesperado: vamos aprender a incrementá-lo. Por que você deveria fazer isso? Naquele verão que passei chorando na cama, fiz alguns exames de sangue que revelaram o motivo de eu me sentir tão esgotado: meus níveis de cortisol estavam extremamente baixos. Nesse contexto, elevá-los se tornou imperativo, o que consegui combinando o uso do mapa do estresse e a prática diária de meditação. Em cerca de seis meses, com os níveis normalizados, minha energia se restabeleceu.

Quando estou prestes a iniciar uma palestra ou quando não me sinto muito motivado, recorro a uma estratégia para induzir o estresse. Nessas circunstâncias, consigo simular a sensação de ser um animal sendo caçado. Vamos tentar este exercício juntos! É provável que você perceba um aumento nos níveis de energia – resultado da liberação de cortisol –, um formigamento no corpo causado pela adrenalina e uma concentração maior graças à noradrenalina. Devo avisar, no entanto, que você não deve tentar esse exercício se sofrer de ansiedade, pois a hiperventilação pode desencadear uma crise. Caso sinta confusão mental ou qualquer tipo de desconforto, pare imediatamente.

Veja como realizar o exercício. Dedique 5 a 20 segundos para cada etapa:

1. Sente-se.
2. Imagine que está sendo perseguido.
3. Faça movimentos rápidos e bruscos com a cabeça e os olhos.
4. Contraia todos os músculos do corpo.
5. Observe ao seu redor e atrás, como se estivesse sendo caçado.

6. Inicie uma série de respirações rápidas e profundas.

Quando terminar, recomendo realizar sete respirações por minuto usando a técnica de respiração lenta mencionada anteriormente (pág. 121). Você vai sentir uma diferença impressionante!

Cortisol: um resumo

O estresse é uma coisa incrível! Em pequenas doses, pode até ser benéfico. Por isso, tente incorporá-lo à sua rotina, buscando novas atividades e aventuras para sair da zona de conforto, enfrentando desafios e aprendendo com eles. No entanto, quando o estresse se torna constante e intenso por longos períodos, faz muito mal à saúde. Se você se encontra nesta situação, identifique as fontes de estresse usando o mapa do estresse, rompa padrões mentais, pratique meditação, faça exercícios de baixa intensidade e reavalie crenças arraigadas. Além disso, aplique o máximo possível as dicas do capítulo dedicado à ocitocina (pág. 50), pois a ocitocina promove um poderoso alívio no estresse.

ENDORFINAS

Euforia

Bem-vindo ao lado eufórico da vida, o mundo das endorfinas! Este termo tem uma origem fascinante: é composto pelas palavras "endógeno", que se refere às substâncias produzidas naturalmente pelo organismo, e "morfina", um opiáceo batizado em homenagem a Morfeu, o deus grego dos sonhos. Assim, podemos pensar nas endorfinas como a "morfina caseira" do nosso corpo. Uma distinção importante entre as endorfinas e a morfina usada na medicina é que podemos produzir as primeiras por conta própria, e elas não se limitam ao alívio da dor. São um ingrediente especial no nosso coquetel do bem, disponível quando desejamos experimentar "o barato da vida".

Ferramenta 1: Escolha sua dor

Como é possível liberar endorfinas quando quiser? Não é nada complicado, e existem várias maneiras de conseguir, embora algumas sejam mais agradáveis do que outras! Vamos começar com um exemplo prático que também servirá como um bom ponto de referência para discutir a experiência subjetiva das endorfinas. Já aconteceu de você sair correndo de um cômodo a outro e bater com o ombro na soleira da porta? Já topou o dedão com força numa pedra? A dor costuma ser bem intensa. No entanto, poucos de nós aproveitam a oportunidade de desfrutar da onda de endorfina que costuma surgir mais ou menos 10 segundos depois. Sempre que machuco o dedo do pé ou outra parte do corpo, procuro fazer isto: me deito no chão de barriga para cima, respiro com calma e fico olhando para o teto enquanto conto até 10. Após esses segundos, fico praticamente eufórico com a sensação causada pela endorfina que invade o meu corpo. Essa sensação dura cerca de um minuto, e se você prestar atenção, notará que passa da euforia para o estado de alívio. Depois disso, fica praticamente sem dor – a não ser, é claro, que tenha sofrido alguma fratura.

Eu me lembro de um dia, já faz muito tempo, em que Maria se queixou de dor. "O que aconteceu?", perguntei.

"Não sei. Anteontem fui à academia, será que é por isso?"

Eu me virei para ela e falei: "Ah, sim, é normal sentir dor algum tempo depois de treinar. Isso é apenas uma prova de que você fez o treino direito."

Um tanto hesitante, Maria assentiu. Cerca de um mês depois, ao chegar em casa, ela anunciou: "Estou dolorida do treino, mas me sentindo ótima!"

Paradoxalmente, a dor pode ser prazerosa. Considere, por exemplo, minha preferência por banho gelado. É verdade que demora cerca de 30 segundos para sentir as endorfinas entrando em ação, mas, quando isso acontece, é uma sensação incrível!

Duvido algum dia esquecer a experiência incrível de deitar em uma cama de pregos. Num instante, passei de um medo paralisante para uma euforia absoluta. Embora eu não possa afirmar com certeza que aquilo foi causado pelas endorfinas, a sensação que tive foi essa. Se eu não tivesse escolhido encarar a dor de forma positiva, nunca teria ousado subir nos pregos e, consequentemente, jamais teria vivenciado aquela experiência.

Preciso fazer exames de sangue de vez em quando, e a picada da agulha me incomoda. Faz uma grande diferença mudar de perspectiva em relação à dor. Em vez de encará-la de maneira negativa, como algo a ser temido, eu me concentro em uma visão positiva. Neste caso, busco focar nos avanços da medicina moderna e em como sou grato por simplesmente ser capaz de ir ao laboratório e realizar o exame.

Gostaria de compartilhar com vocês uma das ideias mais ousadas que já tive: decidi "cultivar" tecido adiposo marrom propositadamente, expondo-me ao frio. Esse tecido adiposo termogênico pode ser comparado a um "forninho" dentro do nosso corpo, uma fonte de calor que é ativada quando somos expostos ao frio e que traz benefícios significativos para a saúde. Voltando à minha ideia inusitada, decidi lançar o Desafio da Camisa no Janeiro Nórdico, aberto a quem quisesse participar. A proposta era que os participantes vestissem apenas uma camiseta durante todo o gélido mês de janeiro nórdico (sem exceções!). Passei um frio danado! Durante as duas primeiras semanas, eu tremia sem parar, dia e noite. Foi uma experiência torturante, porém muito fascinante, que me levou a observar duas coisas interessantes. A primeira foi que eu me sentia notavelmente energizado após as caminhadas matinais, enquanto meus amigos, que andavam agasalhados para se proteger do frio, tendiam a se sentir mais cansados depois. A segunda foi que, passadas duas semanas e meia, eu já não me sentia mais congelando. Após esse período, comecei a me sentir desconfortável com muitas roupas. Talvez essa seja a prova de que eu realmente consegui desenvolver alguma quantidade de tecido adiposo marrom. Valeu a pena sofrer congelado, mirando os benefícios do tecido adiposo marrom para a saúde, como prevenção a obesidade, diabetes, resistência à insulina, desenvolvimento de câncer e inúmeras melhorias na parte cardiovascular. Há também a vantagem de impedir que congelemos o tempo todo.

E como os outros participantes do desafio se saíram? Bem, metade conseguiu chegar até o fim, e todos pareciam bastante orgulhosos. Mas, obviamente, não faça isso sem orientação médica.

Muitas pessoas preferem evitar sofrimentos que podem ser muito construtivos, como se expor ao frio durante um período, jejuar temporariamente e praticar atividades físicas intensas. Se enfrentassem a dor, estariam se permitindo a oportunidade de crescer e experimentar uma melhora significativa no próprio bem-estar.

Ferramenta 2: Sorrir

Além das endorfinas, sorrir também produz serotonina e dopamina. Parece óbvio que sorrir nos proporciona uma sensação de bem-estar, mas isso significa que sorrir forçado, por exemplo, traz os mesmos benefícios? Um metaestudo, que compilou dados de 138 pesquisas com um total de 11 mil participantes, concluiu que essas pessoas se sentiram felizes ao sorrir de forma tanto espontânea quanto forçada. Ao ler os resultados, fiquei pensando que eu mesmo não era capaz de sorrir – pelo menos não de maneira autêntica. O "sorriso genuíno", também conhecido como "sorriso de Duchenne", é um conceito definido pelo neurologista francês Guillaume Duchenne. Ele determinou que um sorriso genuíno acontece quando tanto os músculos orbiculares dos olhos quanto os músculos zigomáticos maiores, que se estendem da maçã do rosto até o canto da boca em ambas as faces, se contraem de forma coordenada.

Os benefícios de um sorriso de Duchenne são muito significativos. Imagine receber a notícia de que o simples fato de sorrir da maneira correta pode transmitir uma imagem de credibilidade, menor probabilidade de divórcio, maior probabilidade de casamento, aumento da felicidade e até longevidade. É claro que eu ia adorar ter essa habilidade. Fui direto para a pasta do Google Fotos, que armazena 60 mil fotos de nossa família e 5 mil fotos só minhas. Passei um bom tempo examinando essas imagens, mas não consegui encontrar nenhuma em que eu estivesse sorrindo de verdade, o que não surpreende, considerando que passei a maior parte da vida adulta lutando contra a depressão. Por outro lado, descobri várias fotos minhas de infância nas quais apareço sorrindo. Acho que, ao longo do tempo, esqueci como se faz para sorrir.

Toda vez que decido aprender algo novo, me entrego por completo à empreitada. Eu me dediquei incansavelmente à prática – suspeito até de que, por um tempo, os vizinhos tenham pensado que eu fosse um psicopata. Apesar de todos os meus esforços, eu ainda não conseguia sorrir de forma genuína. Necessitava de uma referência, algo que me permitisse experimentar um sorriso verdadeiro. Fiquei tentando definir o que me deixava mais feliz e, portanto, mais propenso a exibir um sorriso de Duchenne. Logo concluí que era quando eu voltava para casa após algumas semanas viajando a trabalho. Não importava a temperatura, minha filha saía correndo para me dar um abraço, ainda de meias. Com a cabeça espremida na curva do meu pescoço, ela dizia que estava com muita saudade. Se eu não tivesse aberto um sorriso de Duchenne em nenhuma dessas vezes, eu seria um caso perdido. Então elaborei um plano: faria o máximo para tentar perceber se daria esse tipo de sorriso quando recebesse um abraço da minha filha ao voltar de viagem. Poucas semanas depois, aconteceu. Ao entrar com o carro na rampa da garagem, observei a porta da frente se abrir. Era Leona, ainda de meias, correndo para me receber com um superabraço. Como de costume, ela apoiou a cabeça no meu pescoço. Graças à minha abordagem analítica, algo extraordinário aconteceu: notei uma reação pouco habitual em meu rosto. Assim que entramos em casa, fui ao espelho do banheiro para examinar meu sorriso. Estava glorioso. Depois disso, comecei a praticar o exercício. Eu já havia adquirido a memória muscular necessária para me servir de referência e tinha provas de que era capaz de produzir sorrisos genuínos. Alguns meses depois, sorrisos genuínos se tornaram completamente naturais para mim. Em outras palavras, aprendi a exibir o sorriso de Duchenne de forma não espontânea, uma habilidade que se revelou extremamente útil quando fico nervoso durante apresentações, reuniões ou palestras. Exibir um rápido sorriso de Duchenne é uma ótima maneira de acalmar meus nervos. É nessas situações que percebo como o sorriso pode aliviar o sofrimento ao desencadear a liberação de endorfina. Talvez seja por isso que algumas pessoas sorriem em momentos de ansiedade ou medo.

Ferramenta 3: Risadas

O riso é uma extensão natural do sorriso, sem dúvida, mas, ao contrário do sorriso, o ato de rir pode ter um efeito ainda mais intenso, quase comparável ao que sentimos quando topamos o dedo do pé. Pense em uma gargalhada genuína, daquelas que fazem a barriga doer. Quando terminamos de dar uma risada assim, nos sentimos mais energizados e levemente eufóricos. Isso acontece porque a ativação dos músculos abdominais ajuda a gargalhada a desencadear uma quantidade de endorfinas bem maior que a provocada por um sorriso. É por isso que a ioga do riso, que se baseia em gargalhar com o abdômen, faz tanto sucesso. Curiosamente, também foi descoberto que quanto mais receptores de opioides possuímos no cérebro, maior a probabilidade de rir diante de algo engraçado. Que bom!

A família das endorfinas inclui as alfaendorfinas, as gamaendorfinas e as betaendorfinas. Nos últimos tempos, as betaendorfinas têm recebido destaque em diversos estudos que exploram relações sociais e situações como o toque físico de um parceiro romântico, a participação em atividades em grupo sincronizadas e a sensação de conexão emocional. Uma das teorias em debate sugere a existência de um sistema de recompensa associado a essas interações sociais. Constatou-se que as betaendorfinas aumentam nossa capacidade de interpretar as emoções alheias e de desenvolver empatia. Não é de surpreender que a maioria dos sorrisos aconteça em situações sociais. A professora e neurocientista Sophie Scott, da University College em Londres, descobriu que estamos 30% mais propensos a rir durante encontros sociais do que quando estamos sozinhos. O riso nem sempre é uma reação relacionada a algo engraçado; muitas vezes, é usado como um sinal social. O riso e o sorriso não somente nos proporcionam uma sensação de bem-estar, como também desempenham papéis cruciais na coesão social. Infelizmente muitas pessoas estão vivendo exatamente como eu vivia, ou seja, sorrindo e rindo muito raramente. Se você se encaixa neste grupo, agora já sabe que é apenas uma questão de prática.

Ferramenta 4: Comida picante

Considerando que a dor desencadeia a produção de endorfinas, não é incoerente sugerir que sensações incômodas na boca possam provocar um efeito semelhante. Dizem que comida picante vicia, embora as endorfinas em si não tenham propriedades viciantes. No entanto, para mim, está bastante evidente o que acontece nesse contexto.

Ferramenta 5: Exercícios

Exercícios físicos produzem endorfinas, mas, uma vez que a prática também oferece muitos outros benefícios, me aprofundarei neste assunto nas páginas 161 a 163.

Ferramenta 6: Música

Vários estudos, incluindo um de T. Najafi Ghezeljeh, da Universidade Iraniana de Ciências Médicas, indicam que a música tem a capacidade de aliviar dores leves, graças à produção de endorfinas que aumentam o limiar de dor das pessoas. Em algumas regiões do mundo, a música é ativamente empregada como um analgésico. Talvez você também tenha um gênero musical favorito ao qual recorre quando deseja aliviar dores emocionais. Eu descobri a minha preferência ao aprender sobre essa fascinante conexão.

Ferramenta 7: Chocolate

Amantes de chocolate, trago uma boa notícia! Em um estudo de 2017, a Dra. Thea Magrone, professora de Imunologia da Universidade de Bari, na Itália, revelou que é possível desfrutar dos efeitos eufóricos da endorfina devorando chocolate. O consumo desse alimento eleva os níveis de dopamina em até 150%, proporcionando o dobro de benefícios! No entanto, ao comparar essa sensação com a euforia que sinto quando machuco o dedinho, não posso garantir que as endorfinas liberadas pelo chocolate sejam tão intensas.

Ferramenta 8: Dançar

Passei cerca de 400 dos 700 dias da quarentena imposta em função da pandemia de covid-19 diante de uma câmera, dando palestras no centro de conferências da minha casa, em vez de viajar, como eu estava acostumado. No início, foi desafiador encontrar motivação para ministrar essas palestras, mas logo minha equipe e eu desenvolvemos nossos métodos. Eu pedia que o cinegrafista acendesse as luzes de discoteca que havíamos instalado, ligasse a máquina de fumaça e colocasse no volume máximo uma música do DJ sueco Avicii, então eu dançava sozinho por cerca de três minutos. Esse simples ato tinha um efeito notável em meu humor, deixando-me empolgado e feliz. Porém, nada disso surpreende quando levamos em conta as endorfinas liberadas quando dançamos. Dançar acompanhado ajuda a aumentar o limiar de dor, formando laços sociais mais fortes com seus pares – dois efeitos que muito provavelmente estão ligados às endorfinas envolvidas. Em tempo: dançar também traz muitos outros benefícios. Quando você sentir necessidade de melhorar o humor, dançar é sempre uma ótima ideia, especialmente se estiver acompanhado.

Ferramenta 9: Exposição ao frio

A maioria das pessoas que se banham em águas geladas o faz do jeito "errado", pelo menos é o que eu acho. Talvez fosse mais justo afirmar que elas poderiam otimizar, desfrutar e se beneficiar dessa prática. Aqui está a fórmula, obtida depois de milhares de banhos gelados. Cabe ressaltar que não posso assumir a responsabilidade pelos efeitos que essa prática pode ter em você. Se estiver numa praia ou em um lago, recomendo que a execute na companhia de um amigo, e de preferência em águas rasas. Se você tem propensão a ataques de ansiedade, talvez seja melhor evitar. No entanto, na maioria dos casos, banhar-se em águas geladas proporciona uma sensação de pura euforia.

Minha fórmula do banho gelado ideal

Entre na água gelada de uma vez, lembrando-se de molhar também os ombros – é fundamental! O efeito imediato virá do sistema nervoso simpático, que reagirá à dor e ao perigo, causando tensão e hiperventilação momentâneas. É nesse momento que os banhistas inexperientes fogem. E se você tomar esse banho gelado em um spa, por exemplo, sem dúvida atrairá olhares de admiração e julgamento daqueles que já se encontram mergulhados na banheira aquecida de hidromassagem. Mas não saia da água!

Em vez disso, inspire pelo nariz e expire pela boca, o mais devagar possível. Assim que recuperar o controle da respiração, mexa-se; o movimento ajudará no relaxamento dos músculos. Ambas as atividades (respiração lenta e relaxamento muscular) vão ajudá-lo a controlar a resposta imediata ao estresse (que é regulada pelo sistema nervoso simpático). Você já está há 15 segundos na água, então espere mais 15. Em seguida, mergulhe o rosto. Esse movimento vai ativar seu reflexo de mergulho, que é inato no ser humano. Assim, a frequência cardíaca diminui, acalmando a respiração acelerada. Nesse momento, já se passaram cerca de 30 segundos. É nesse ponto que você deve começar a perceber os efeitos positivos das endorfinas, que proporcionam uma sensação de alívio da dor e até mesmo de euforia. É também o momento ideal para se concentrar de novo em relaxar os músculos. Aproximadamente 45 segundos após o início do mergulho, você estará pronto para aproveitar plenamente a experiência.

Afaste o foco de si e de suas sensações corporais e permita-se imergir no ambiente e apreciar a beleza do mundo que o cerca. Se estiver ao ar livre, ouça o canto dos pássaros; se estiver no chuveiro, aprecie as cores e os padrões dos azulejos. Mantenha-se nesse estado por mais 15 a 30 segundos. Em seguida, saia da água e comemore o feito!

Ao sair, reserve mais um momento para desfrutar de todas as reações que estão acontecendo no seu corpo e lembre-se de continuar apreciando a beleza ao seu redor. Você estará sob o efeito de um baita coquetel de endorfinas, noradrenalina e dopamina – e embora não tenha sido comprovado, acho que a serotonina também tem um papel importante na sensação gloriosa de satisfação e orgulho que essa atividade proporciona. Parabéns! Você saiu do pânico à euforia em 60 segundos – uma viagem emocional significativamente difícil de realizar por outros meios. Os efeitos geralmente duram horas. Durante todas as minhas aulas de autoliderança, não importa a época do ano, os participantes têm a oportunidade de experimentar o banho gelado. Já treinei muitas pessoas usando essa experiência e descobri que até mesmo aquelas que sofrem de ansiedade conseguiram aprender a controlá-la quando tiveram a vantagem de receber o treinamento em tempo real. Nesse treinamento elas conseguem uma demonstração muito clara do poder de controlar a respiração e ousar mergulhar na dor em vez de fugir dela.

Endorfinas: um resumo

Assim como a cereja do bolo ou a fatia de limão no drinque, as endorfinas podem ser o toque perfeito para o seu coquetel do bem. Eu adoro sorrir e dar risadas, e hoje vejo com estranheza o fato de ter vivido tanto tempo sem praticar isso. Se você não sorri nem ri tanto quanto deseja, aqui está um conselho: aprenda a fazer isso para o seu próprio bem! Eleve o nível do seu coquetel do bem permitindo-se sorrir mais e dar mais risadas, adicionando pequenas doses de endorfinas ao seu dia. Que tal começar com uma dança, uma corrida revigorante ou um banho gelado? São ótimas maneiras de incrementar a endorfina na sua sensação de euforia.

TESTOSTERONA

Confiança e triunfos

Seja muito bem-vindo ao fascinante mundo da testosterona! Esta é a sexta e última substância cujos benefícios exploraremos de forma que você possa acrescentá-la ao seu coquetel do bem. O maior equívoco em relação à testosterona é que ela tem a ver com a agressividade. Como veremos em breve, não é bem assim que as coisas acontecem.

O segredo para entender como a testosterona funciona está na própria testosterona. Robert Sapolsky, neurologista e professor da Universidade de Stanford, descreve o efeito principal dela como uma amplificação, pois esse neurotransmissor potencializa as ferramentas que você já utiliza para melhorar seu status social. Em outras palavras, seus níveis de serotonina refletem o seu status social atual e a testosterona fornece as ferramentas para melhorá-lo. Às vezes a violência é usada como ferramenta para se alcançar um status social mais elevado, e nesse aspecto a testosterona pode tornar a pessoa mais agressiva. No entanto, se para elevar o status social você optar pela generosidade, a testosterona também vai potencializar esse comportamento. Se a sua ferramenta de ascensão social for o senso de humor, a testosterona vai deixá-lo mais engraçado. Se for a capacidade de ter boas ideias, a testosterona vai ampliar a sua criatividade.

Sapolsky até brincou sobre isso em uma entrevista: "É provável que até mesmo monges budistas se tornem competitivos se forem submetidos a doses elevadas de testosterona, numa tentativa de superar uns aos outros em realizar o maior número de atos de bondade." A testosterona é, sem dúvida, uma substância incrivelmente poderosa, capaz de amplificar comportamentos naturais.

Antes de continuarmos, vale lembrar que tanto homens quanto mulheres têm o hormônio sexual testosterona, assim como o estrogênio. Os homens têm níveis mais elevados de testosterona, enquanto as mulheres têm níveis mais altos de estrogênio. No entanto, os efeitos psicológicos de um aumento idêntico na testosterona geralmente são semelhantes em homens e em mulheres. Uma conclusão interessante, após tantos cursos de autoliderança, é que as participantes do sexo feminino tendem a gostar mais dos exercícios que estimulam a testosterona e relatam uma diferença percebida maior. Talvez a explicação esteja no fato de elas normalmente não terem tantas oportunidades de experimentar aumentos rápidos nos níveis desse hormônio.

Quando aprendi sobre como a testosterona pode impactar o status social, parei para refletir sobre quais eram os comportamentos aprendidos que eu tendia a utilizar para elevar meu status social. Logo me dei conta de que não me encaixava em nenhum dos estereótipos mais comuns: eu não usava itens caros e sofisticados nem buscava algum tipo de projeção tentando me associar a pessoas supostamente influentes. Em vez disso, meu comportamento nesse sentido parecia depender mais de outros cinco fatores: 1) Minhas competências essenciais, que envolvem habilidades de comunicação usadas em palestras ou cursos. 2) Compartilhar conhecimentos. 3) Ajudar os outros. 4) Ser inventivo e criativo. 5) Ser diferente. Ressaltando que esses fatores não estão enumerados em ordem de importância. Para mim, a importância de cada um deles varia dependendo do momento e da situação em questão. Que tal dedicar um momento para refletir sobre as abordagens que costuma adotar? Pare a leitura, relaxe e reflita sobre os comportamentos sociais que você costuma destacar quando seu status social é ameaçado ou quando deseja fortalecê--lo. Aqui estão algumas dicas que podem ajudá-lo a detectar isso: pense em como você se comporta em situações sociais às quais não está acostumado, nas suas publicações nas redes sociais e em como age no trabalho ou na escola quando deseja receber mais atenção e reconhecimento. Listei apenas características positivas, mas a agressividade também pode ser uma estratégia comum. Entre outros métodos negativos que observei, há o de desanimar as pessoas, ridicularizá-las, falar mal delas, exagerar, fazer-se de vítima, insistir em estar sempre certo e abordagens mais sutis, como elevar o tom de voz, usar uma maneira de falar ou uma linguagem corporal arrogante.

Uma reflexão interessante sobre nossa necessidade de aumentar o volume da voz para adquirir influência social é que praticamente todos fazem isso. E se quase todo mundo faz isso, você também pode aprender observando como as pessoas ao seu redor reagem. Elas buscam a projeção social por um ângulo positivo ou negativo? Se você praticar, pode aprender a compreender melhor quando alguém se sente socialmente desfavorecido e ajudar essa pessoa de acordo com a situação. Talvez a testosterona nos permita subir na hierarquia social, que é uma das maneiras de afetar os níveis de serotonina de alguém, mas esse status elevado, por sua vez, também trará o outro efeito da serotonina, que é uma perspectiva positiva e uma sensação mais elevada de bem-estar.

A testosterona também desempenha um papel na nossa disposição para correr riscos. Níveis mais elevados desse hormônio podem nos tornar mais propensos a aceitá-los. No entanto, há um debate sobre como a testosterona atua nessa questão, e ao que tudo indica outros fatores também entram nessa equação. Uma hipótese relativamente recente sugere que o que de fato aumenta a disposição para correr riscos são o cortisol e a testosterona combinados. Em uma revisão de literatura realizada pelos pesquisadores Jennifer Kurath e Rui Mata, foi descoberta uma correlação, embora um tanto fraca.

Um terceiro efeito interessante é que o hormônio pode ajudar a aumentar nossa confiança. A testosterona está ligada à competitividade e nos torna menos propensos a desistir, de acordo com a pesquisadora Hana Kutlikova, da Universidade de Viena. Outro pesquisador, Colin Camerer, demonstrou que a testosterona pode enfraquecer nosso controle de impulsos, o que também pode ser interpretado como um incremento na nossa autoconfiança. Vivemos em uma sociedade que valoriza muito a autoconfiança, e isso provavelmente desempenhou um papel importante em nossa evolução. Os seres humanos geralmente se sentem desconfortáveis com a incerteza, e a maioria de nós prefere a segurança à insegurança. Um líder, vendedor, possível parceiro, negociador ou apresentador confiante geralmente parecerá mais atraente do que uma alternativa menos assertiva.

Nos meus cursos de autoliderança, conduzo os participantes por experiências relacionadas a cada uma das substâncias abordadas neste livro, e em uma delas exploramos as sensações relacionadas à testosterona. As descrições que os participantes fazem ao experimentar a testosterona diferem bastante das associadas às outras cinco substâncias. Palavras que costumam aparecer são "invencível", "forte", "arrogante", "poderoso" e "destemido". Como mencionei anteriormente, as mulheres tendem a sentir os efeitos de forma mais intensa do que os homens.

Ter a capacidade de elevar a testosterona quando quiser, o que, para fins práticos, corresponde à capacidade de aumentar a autoconfiança a qualquer momento, é um tipo de superpoder. Então, vamos ver como você pode fazer isso.

Ferramenta 1: Vitórias

As vitórias aumentam nossos níveis de testosterona. O que se entende por vitória é muito subjetivo. Por exemplo, um velocista que vence a Maratona de Nova York ainda pode ficar decepcionado com o desempenho por não ter completado a corrida em menos tempo do que na última vez em que a disputou. Esse corredor, portanto, obterá menos testosterona do que outro que terminou em 17º lugar, mas superou o recorde pessoal em cinco minutos após uma corrida extremamente cansativa e que temeu abandonar em vários momentos.

Quando vou ministrar uma palestra digital na minha casa e estou me sentindo um pouco desanimado, peço à minha equipe uma pausa de 15 minutos para uma competição recreativa. Geralmente isso significa uma sessão de Nerf, que são armas de brinquedo que disparam dardos de espuma, e adoramos perseguir uns aos outros atirando com elas. Todos ficam bastante entretidos, e nos divertimos muito. Então passamos 15 minutos lutando pela própria vida e já sinto o nível de testosterona subir durante a brincadeira. Antes que eu perceba, estou mais do que preparado para entregar meu melhor desempenho na palestra.

Outras formas de produzir uma sensação semelhante podem ser disputar um jogo no qual você sabe que é bom ou desafiar alguém para uma disputa na qual você acredita ser melhor. A menos que minha queda de testosterona esteja especialmente acentuada, consigo uma boa dose de motivação apenas me recordando de vitórias e realizações passadas.

O pesquisador P. C. Bernhardt certa vez investigou se os torcedores de futebol americano apresentavam aumentos nos níveis de testosterona comparáveis aos observados em estudos anteriores com jogadores em campo. Os resultados mostraram que os torcedores do time vencedor tiveram um aumento de 20% nos níveis de testosterona, ao passo que os torcedores do time que perdeu experimentaram uma queda desses níveis, na mesma proporção. De modo geral, isso significa que pode haver uma diferença de 40% entre os torcedores do time vencedor e os do time perdedor.

Curiosamente, os níveis de testosterona dos próprios atletas demonstraram uma tendência de aumento independentemente do resultado da partida. Segundo uma pesquisa conduzida pela Universidade de Berkeley, na Califórnia, jogadores de futebol americano podem experimentar um aumento imediato de 30% durante o jogo e no dia seguinte ainda manter seus níveis 15% acima da linha basal. Benjamin Trumble, um dos coautores do estudo, observou que embora a pesquisa tenha sido realizada em homens, acredita que os resultados sejam semelhantes em mulheres.

Ferramenta 2: Música

De acordo com um estudo conduzido pela equipe de Hirokazu Doi, da Universidade de Nagasaki, homens com níveis mais elevados de testosterona tendem a não apreciar música "complicada", como jazz ou música erudita. Por outro lado, tendem a gostar de rock. É comum sentirmos o impulso de acelerar quando ouvimos certos gêneros musicais ao dirigir. Essa mesma reação ocorre durante os treinos: certos gêneros podem estimular uma sensação de força física, de "ser durão". Outras pesquisas também demonstraram que a música pode aumentar os níveis de testosterona tanto em homens quanto em mulheres. Isso abre um potencial muito interessante para benefícios duplos, já que a música que você ouve na academia também pode ser usada para acessar sentimentos passados.

Ferramenta 3: Controle seu corpo

Como especialista em técnicas de oratória, passei anos analisando milhares de palestrantes e até cataloguei 110 técnicas corporais e vocais que todos podemos colocar em prática para aprimorar a comunicação. (Se você ainda não as conhece, confira minha palestra no TEDx Talk "The 110 Techniques of Communication and Public Speaking" [As 110 técnicas de comunicação e oratória].) Graças à minha experiência, consigo identificar prontamente quando alguém está utilizando alguma dessas técnicas de maneira inadequada e, assim, auxiliá-lo a aumentar sua autoconfiança.

Tenho lembranças marcantes de um aluno que treinei. Seu rosto e tipo físico imediatamente o qualificariam como um homem muito atraente. Além disso, ele se vestia como um modelo e o cabelo estava sempre impecável. Era um verdadeiro adônis. No primeiro dia de aula, ele entrou na sala a passos largos e seguros, o olhar irradiando confiança. O aperto de mão foi firme e veio acompanhado por um sorriso confiante. Após uma breve conversa, solicitei que ele fizesse uma rápida apresentação. Ele ligou o computador, acomodou-se no canto da sala e começou a falar. Quase imediatamente, ele desmoronou diante dos meus olhos. Exibia sete sinais físicos comuns de baixa autoconfiança: movimentação excessiva do corpo, desalinhamento entre quadris e pés, olhos em direção ao chão, braços travados na frente do corpo, uso frequente de preenchedores sonoros e voz baixa. Aquele homem exibia todas as sete falhas. Fiquei atônito.

Eu nunca havia presenciado uma transformação como aquela. Descrevi para ele exatamente o que eu tinha visto e logo descobri que ele havia enfrentado algumas experiências desanimadoras ao realizar apresentações profissionais no passado, o que o levou a desenvolver a falsa crença de ser um orador incompetente. Começamos a trabalhar nos sete fatores, um por um, e, quando ele parecia estar pronto, pedi que fizesse outra apresentação rápida. Posteriormente, ao lhe mostrar os vídeos da primeira e da segunda tentativas, o aluno desatou a chorar. Ele comentou que não imaginava que a diferença pudesse ser tão gritante a ponto de ir muito além da simples linguagem corporal. Revelou que agora conseguia ver sua verdadeira autoimagem brilhar enquanto falava. Ele também ficou impressionado com o fato de termos obtido uma mudança tão significativa em tão pouco tempo. O problema estava resolvido. Ele continuou praticando a linguagem corporal que transmitia ao cérebro afirmações como "Está tudo bem" e "Eu domino o assunto", e esse efeito permaneceu com ele, que passou a se destacar nas apresentações e logo se tornou uma presença marcante no palco, assim como já era em outras áreas da vida. Embora este seja um dos meus exemplos mais radicais, tenho muitos outros casos em que uma pequena mudança na linguagem corporal ou na voz teve um impacto imediato na autoconfiança das pessoas. Não posso afirmar que esses efeitos foram provocados pela testosterona, pois não medi seus níveis antes e depois das mudanças, mas acredito firmemente que os níveis desse hormônio no aluno aumentaram consideravelmente após as transformações.

Quando você desejar aumentar a autoconfiança antes de realizar algo importante, lembre-se de algumas dicas essenciais: mantenha a cabeça erguida, posicione os pés paralelos um ao outro, utilize as mãos de forma natural em vez de mantê-las travadas, evite movimentos excessivos ou torções dos quadris, policie-se para eliminar ruídos desnecessários da fala e se expresse em tom claro e firme. Em resumo, aqui está a recomendação-chave: cerca de 10 minutos antes de qualquer atividade na qual você precise estar com a autoconfiança fortalecida, coloque-se de pé e movimente-se como se fosse o dono do mundo. Sinta-se à vontade para complementar essa técnica com música e as dicas no início deste parágrafo para um impacto ainda mais poderoso.

Ferramenta 4: Autoconfiança

Depois de conhecer o "modelo", que passou de pessoa segura a um desastre humano num piscar de olhos e então voltou a ser o sujeito confiante, fiquei ainda mais impressionado com a capacidade que temos de influenciar nossos próprios níveis de confiança, profundamente relacionada às atividades que executamos. Por exemplo, alguém pode começar a jogar basquete e, à medida que acumula vitórias, sua confiança e segurança no esporte aumentam. No entanto, nada disso fará muita diferença se essa mesma pessoa decidir fazer malabarismos ou participar de um debate político. Mas se o nosso jogador de basquete seguisse o mesmo caminho no vôlei e no futebol americano e desenvolvesse confiança em relação a esses esportes, ele provavelmente se sentiria mais seguro se um dia tentasse jogar hóquei, por exemplo. É importante perceber isso em relação à sua autoconfiança. A autoconfiança não é uma característica estática. Pelo contrário, é tão dinâmica que podemos desenvolvê-la em diferentes áreas da vida, cultivando-a por meio da prática e do acúmulo de sucessos.

Ferramenta 5: Introversão vs. extroversão

Dentro do cérebro existe uma área composta por agregados neuronais mais conhecidos como "núcleos da rafe". Ali encontramos uma pequena constelação de neurônios dopaminérgicos que desempenham diversas funções, entre as quais a de produzir o desejo por interações sociais. Quando o apetite social é saciado, ocorre a liberação de dopamina. A diferença entre uma pessoa introvertida e uma extrovertida está na intensidade do apetite por atividades que envolvem interações sociais. Em outras palavras, indivíduos extrovertidos precisam de um envolvimento social mais prolongado para se sentirem satisfeitos em comparação com indivíduos introvertidos.

Um dos estudos mais esclarecedores sobre o assunto, conduzido pela psiquiatra Maureen M. J. Smeets-Janssen, revelou que indivíduos extrovertidos tendem a apresentar níveis mais elevados de testosterona. Será que a introversão e a extroversão são estáticas? De forma alguma. Elas podem variar dependendo da dinâmica de uma situação e do estado emocional da pessoa em determinado dia. Ao longo da maior parte da minha vida fui bastante introvertido, mas, desde que me recuperei da depressão, me tornei cada vez mais extrovertido. Hoje levo mais tempo para saciar minha "fome social". Da mesma forma que você pode praticar basquete e ganhar segurança nas habilidades referentes a esse esporte, também é possível praticar interações sociais e desenvolver mais autoconfiança nessas situações.

Ferramenta 6: Filmes

Imagino que não cause surpresa alguma afirmar que ver filmes é uma atividade com o potencial de elevar nossos níveis de testosterona. No entanto, para que esse efeito se concretize, é fundamental que possamos nos identificar com o protagonista, ter empatia por sua trajetória e sentir que de alguma maneira estamos profundamente conectados com seus triunfos. Um estudo mostrou que os níveis de testosterona dos homens aumentaram enquanto assistiam a Don Corleone em *O poderoso chefão*, ao passo que os níveis das mulheres caíram. No entanto, elas mantiveram seus níveis de testosterona enquanto viam *O diário de Bridget Jones*, ao passo que os dos homens tenderam a cair. Como aprendemos anteriormente com o estudo do futebol americano, é preciso ter um comprometimento muito forte com um time para que a testosterona suba quando ele vence. Da mesma forma, nos filmes precisamos de uma forte conexão com um personagem para que esse efeito ocorra.

Ferramenta 7: Agressividade

De acordo com o Dr. Robert Sapolsky, que conhecemos no início deste capítulo, a agressividade leva a um aumento dos níveis de testosterona. Um truque de como usar a agressividade para elevar os níveis de testosterona pode ser ir ao banheiro antes de uma reunião importante e permitir-se ter pensamentos mais hostis, o que pode ser complementado com uma linguagem corporal agressiva e uma música estimulante. Expressar esses sentimentos de maneira mais intensa, como por exemplo com gritos, pode temporariamente potencializar a sensação de agressividade e, como consequência, aumentar os níveis de testosterona.

Nesse contexto, entretanto, devo mencionar que a agressividade descontrolada é um enorme problema na nossa sociedade e que, se você notar que fica mais agressivo quando se sente ameaçado em relação ao seu status social, é melhor evitar acionar esse comportamento desnecessariamente. Em vez disso, aprenda a reconhecer os sinais de alerta e a conter sua agressividade a tempo. A meditação tem se revelado bastante eficaz nesse sentido. Se você tem percebido que sua personalidade está se tornando mais agressiva, pratique a respiração profunda para acalmar essas emoções, em vez de agir de forma impulsiva.

Testosterona: um resumo

A testosterona é um ingrediente poderoso do coquetel do bem e pode ser uma ótima aliada na melhora do desempenho em diversas situações, tais como entrevistas de emprego, negociações e apresentações. No entanto, é essencial lembrar que seus efeitos também podem ter um impacto negativo no discernimento e no controle dos impulsos. Procure lembrar-se desse detalhe, a fim de evitar que uma súbita explosão de testosterona afete decisões importantes na sua vida.

Você também pode usar a testosterona para desenvolver confiança a longo prazo, estabelecendo o hábito de ouvir músicas que o ajudem a agir com autoconfiança e a se lembrar de sucessos anteriores. Não hesite em assumir riscos, quando você achar que eles podem trazer benefícios significativos. Prepare-se para encarar contratempos e falhas como oportunidades de aprendizado que impulsionarão seu sucesso no futuro. Lembre-se de celebrar as pequenas vitórias em qualquer área em que você gostaria de se sentir mais autoconfiante.

A BASE DO SEU
COQUETEL DO BEM

Para se tornar a melhor versão de si mesmo, é importante desenvolver uma capacidade sólida de autoliderança, ou seja, a habilidade de regular pensamentos e decisões. Há várias áreas em que você pode focar para aprimorar sua autoliderança; no entanto, quatro são fundamentais e não podem ser negligenciadas se você deseja ser bem-sucedido: sono, alimentação, exercícios físicos e meditação. Esses pilares são tão essenciais para o seu bem-estar que eu poderia escrever um livro para cada assunto. A base do coquetel do bem pode ser resumida nas seguintes medidas: sono de qualidade, alimentação equilibrada, exercícios físicos regulares e prática diária de meditação. A seguir, compartilho minhas melhores recomendações nessas áreas.

Sono

1. Faço parte da maioria dos adultos que precisam, em média, de sete a oito horas de sono por noite. Alguns poucos conseguem funcionar bem com apenas seis horas, embora o grupo daqueles que acreditam – de forma equivocada – pertencer a essa minoria seja considerável.

2. O sono profundo representa um dos mais importantes dos quatro estágios de sono. Para se sentir revigorado durante o dia, um adulto precisa passar de 13% a 23% da noite em estado de sono profundo, que desempenha um papel crucial no processamento das memórias e na renovação celular. É possível medir a qualidade do sono de maneira confiável usando dispositivos como *smartwatches* e rastreadores de atividade. Essas medidas serão mais precisas se você dormir sozinho, e não com o parceiro ou com o filho.

3. Existem algumas dicas que podem facilitar o processo de adormecer e melhorar a qualidade do sono de forma geral:

- Evite a exposição ao brilho azul das telas nas últimas horas antes de dormir.
- Deixe seu quarto ventilado para que o ambiente esteja fresco na hora de dormir e para evitar acúmulo de dióxido de carbono durante a noite. Ao despertar, a concentração ideal deve ser entre 600-700 ppm, e sempre inferior a 1.000 ppm. Você pode adquirir medidores de dióxido de carbono em lojas de eletrônicos.
- Durma sozinho caso normalmente outras pessoas perturbem seu sono à noite.
- Vá para a cama quando se sentir cansado (se você rola na cama por mais de meia hora, é porque não está cansado o suficiente). Para garantir uma boa noite de sono, pratique atividades que exigem esforço físico e mental durante o dia.
- O ritmo circadiano é como um relógio interno que desperta você de manhã, liberando cortisol e outras substâncias para deixá-lo alerta, e o deixa sonolento à noite, secretando melatonina. A melhor maneira de ajustá-lo

não é acionando um botão, e sim absorvendo a luz solar através dos olhos. É essencial que você se exponha à luz solar o máximo possível pela manhã. Também é uma boa ideia fazer uma caminhada matinal ao ar livre (mas sem olhar diretamente para o Sol). Admirar o pôr do sol também demonstrou ter efeitos positivos na regulação do ritmo circadiano.

- Não vá dormir ansioso – procure relaxar antes de se deitar. Se necessário, pratique meditação para alcançar um estado de paz interior.
- O álcool tem um impacto negativo na qualidade do sono, ainda que às vezes pareça ajudar.
- Vamos encerrar com o truque mais importante de todos: mantenha uma rotina regular indo para a cama aproximadamente no mesmo horário todas as noites. Essa medida ajudará a estabelecer uma relação positiva com o seu ciclo de sono e vigília.

Alimentação

1. Manter uma dieta diversificada pode trazer inúmeros benefícios para a sua saúde intestinal, garantindo a ingestão adequada de vitaminas, minerais e oligoelementos essenciais. É claro que é importante consumir frutas e verduras. Eu tento seguir a dieta mediterrânea, comprovadamente benéfica para uma vida longa e saudável. Ela prioriza o consumo de hortaliças, frutas, peixes, carnes magras, leguminosas, cereais integrais e gorduras saudáveis, como azeite, oleaginosas e sementes. Também limito meu consumo de carne vermelha, alimentos processados, gorduras animais e itens ricos em açúcar.

2. Reduzi ao mínimo a ingestão de carboidratos de rápida absorção para evitar flutuações de energia e a queda de dopamina que geralmente as acompanha. Essas oscilações podem aumentar a ânsia por carboidratos de rápida absorção e levar a uma sensação ainda maior de cansaço. É preferível dar prioridade aos carboidratos de lenta absorção.

3. Não se esqueça de incluir na alimentação fibras insolúveis, que podem ser encontradas em alimentos como farinha de trigo integral, oleaginosas e leguminosas. Esses alimentos ajudarão a proporcionar uma sensação de saciedade e reduzirão o risco de desenvolver câncer de cólon ou no reto.

4. Recomendo evitar produtos que contenham açúcar refinado e aditivos – eles têm tantos efeitos negativos que eu nem conseguiria listá-los neste livro.

5. Não boto muita fé nos nootrópicos legais – substâncias que supostamente melhoram as funções cognitivas –, como a cafeína, a L-teanina ou o modafinil. Você pode alcançar resultados semelhantes, e mais duradouros, adotando hábitos como sono de boa qualidade, atividade física regular, alimentação equilibrada, interações sociais e alívio do estresse. Você já tem uma indústria química inteira no seu corpo capaz de produzir qualquer coquetel do bem que você quiser! Se conseguir compreendê-la e colocá-la em prática de maneira adequada, você poderá experimentar os efeitos que desejar pelo resto da vida. No entanto, se você depende de substâncias externas como café, cigarro ou comprimidos para alcançar esses efeitos, está aproveitando sua capacidade de experimen-

tá-los apenas quando tem acesso a essas substâncias. Sei que pareço um tanto radical. Eu entendo, por exemplo, a utilidade de recorrer a substâncias externas como um meio de compreender os efeitos desejados e depois tentar alcançá-los seguindo técnicas de autoliderança. Como sempre, é fundamental consultar um profissional de saúde antes de consumir qualquer substância, principalmente se você já fizer uso de medicações.

6. Reduza ao mínimo a ingestão de alimentos processados, como presunto, bacon e salsicha, pois já foi comprovada a relação desses produtos com problemas de saúde como doenças cardiovasculares, diabetes tipo 2 e alguns tipos de câncer.

7. O óleo de peixe pode ser muito útil na prevenção da inflamação, de acordo com um estudo conduzido por uma equipe da Tufts University, em Boston, liderada por Jisun So. O tipo mais eficaz de óleo de peixe com propriedades anti-inflamatórias é aquele rico em ácido graxo ômega-3 DHA, numa dosagem ideal superior a 1 grama. Os efeitos do óleo de peixe na depressão têm sido pesquisados, com resultados que indicam um possível impacto positivo no humor. No entanto, se você estiver em tratamento para depressão, sempre consulte um médico antes de incluir óleo de peixe ou outros suplementos na alimentação.

Exercícios físicos

Você se lembra da descrição que fiz sobre o processo inflamatório no capítulo sobre o cortisol? Expliquei como as citocinas, que são liberadas durante a inflamação, induzem nossas células imunológicas a recolher o triptofano (sim, aquele mesmo usado para produzir serotonina) para então convertê-lo em uma substância chamada quinurenina, que pode ter efeitos tóxicos para o sistema nervoso. Simplificando, isso quer dizer que a inflamação tem dois efeitos negativos na nossa saúde mental: esgota as reservas de triptofano, essenciais para a produção de serotonina, e produz uma substância que pode ser um veneno para o nosso cérebro. A relação entre tudo isso e a atividade física é que o exercício auxilia o corpo a processar a quinurenina, o que, por sua vez, ajuda a proteger o cérebro, como revelou um estudo de Niklas Joisten na German Sport University, em Colônia, Alemanha. Mágica! Ou melhor, biologia!

Mantenho uma rotina de exercícios desde que eu tinha 18 anos e só fiquei afastado duas vezes. Ambas foram resultado de alguns projetos de treino muito radicais. A primeira foi inspirada pelo filme *Thor*, protagonizado por Chris Hemsworth. Devo admitir que ver Hemsworth sem camisa me deixou impressionado. Mas o que me motivou mesmo foi a reação de minha esposa, Maria, que assistia ao filme comigo. Quando Hemsworth apareceu pela primeira vez como o super-herói, pude ouvi-la engolir em seco. Foi assim que me vi inspirado a tentar alcançar o *shape* de um deus nórdico, e decidi, por algum motivo, realizar essa façanha em apenas seis meses. Então eu fiz o que sempre faço: mergulhei de cabeça no projeto. Contratei um personal trainer, pedi a um fisiculturista premiado que elaborasse uma série especial para mim, me consultei com um nutricionista e comecei a treinar mais forte do que nunca. Em seis meses, consegui aumentar 9 quilos de massa corporal, dos quais 4 eram puro músculo.

Como resultado, as camisas se abriam, os botões voando para longe durante reuniões. Acabei precisando renovar meu guarda-roupa. Atingi meu objetivo e fiquei encantado com a evolução. No entanto, mais perto do fim do processo, vi que estava estimulando cortisol de mais e dopamina de menos. Completei os dois meses finais do programa graças à minha força de vontade. Como resultado, perdi todo o interesse em exercícios depois disso, e passei um ano inteiro sem puxar ferro.

Durante toda a minha vida, experimentei diversos planos de treinamento, mas cheguei à conclusão de que a abordagem mais viável a longo prazo é aquela em que os exercícios se integram ao estilo de vida de cada um. Treino seis dias por semana porque a atividade física se tornou uma parte essencial da minha rotina. Todos os dias eu faço uma longa caminhada ou vou à academia. Não sigo uma abordagem excessivamente intensa; em vez disso, priorizo a regularidade. Nossos ancestrais caminhavam muitos quilômetros e certamente levantavam mais peso em um único dia do que muitos de nós levantamos em um mês. O corpo humano foi feito para se movimentar.

Meditação

Quando consegui me libertar dos meus pensamentos sombrios persistentes, fiz duas descobertas que se provaram absolutamente decisivas. Uma delas foi a ferramenta que batizei de mapa do estresse, que utilizei para superar meu quadro de estresse crônico (veja a página 114), e a outra foi a prática da meditação. O problema era que meu cérebro nunca desligava. Pensamentos sempre estavam passando por ali, à esquerda e à direita, por todo lugar – eu não tinha paz! Esse era de fato um problema, mas o pior era que a maioria desses pensamentos era negativa, crítica ou destrutiva. Eu estava tomando centenas, senão milhares, de coquetéis do mal todos os dias. Cada pensamento impulsionava meus níveis de estresse, e eu não conseguia detê-los. Até o dia em que aprendi a meditar. Anteriormente, expliquei como a meditação pode ser usada para atrasar nossas respostas aos estímulos. Antes de passar a adotar essa prática, eu sentia a intensidade de cada pensamento negativo na minha mente, mas, após apenas quatro semanas meditando, aprendi a reconhecer meus pensamentos, a inserir um intervalo entre estímulo e resposta e, durante esse intervalo, escolher como me sentir em relação a esses mesmos pensamentos.

Vamos experimentar juntos! Vou descrever como costumo realizar a meditação focada, e você faz uma tentativa por cinco minutos. Se já for um praticante experiente, provavelmente conhece esses passos, mas ainda poderá aproveitar esses cinco minutinhos apenas pelo prazer de meditar.

1. Sente-se, preferencialmente na postura de lótus, com as costas apoiadas na parede ou em uma cadeira. Alinhe a coluna. Se você encontrar uma posição muito confortável ou se deitar, corre o risco de adormecer em vez de meditar.

2. Relaxe todo o corpo, dos pés à cabeça, incluindo a mandíbula e a língua.

3. Mantenha o olhar fixo em um ponto. Isto evita que você se distraia com pensamentos, e o objetivo aqui é justamente reduzir esse fluxo.

4. Faça três respirações profundas, concluindo cada uma com uma longa expiração.

5. Feche os olhos e continue a respirar profundamente, ins-

pirando e expirando devagar (faça sete respirações por minuto).

6. Diga a palavra "fora" silenciosamente durante a expiração e "dentro" durante a inspiração.

7. Quando um pensamento surgir – e eles vão surgir –, assim que percebê-lo, visualize-o se afastando de sua mente. Você pode empurrá-lo para a direita, para a esquerda, para cima ou para baixo; o importante é tirá-lo de foco.

8. Um detalhe essencial é evitar se criticar ou se sentir mal cada vez que um pensamento invadir sua mente. Mesmo após anos de prática, meu recorde pessoal sem pensamentos intrusivos é de apenas 30 segundos. No início, eles podem surgir a todo momento, com frequência dois por vez.

Assim que encontrar seu ritmo na meditação, você vai sentir um profundo bem-estar. Essa prática vai incrementar significativamente o seu coquetel do bem com serotonina (melhora do humor) e dopamina (energia), além de receber uma dose de GABA (ácido gama-aminobutírico), um neurotransmissor capaz de acalmar a mente e criar uma sensação de leveza semelhante ao estado de euforia. Você também sentirá uma redução nos níveis de cortisol, que contribuirá para deixá-lo mais relaxado. É muito raro que as pessoas encontrem o próprio ritmo logo na primeira meditação, mas, se continuar praticando, você vai chegar lá quando menos perceber! Eu meditei por 20 minutos, todos os dias, durante os primeiros seis meses. Embora as sensações de curto prazo sejam muitas vezes gratificantes, os efeitos verdadeiramente notáveis se revelam a longo prazo. A meditação previne a ansiedade e o estresse, proporciona alívio da dor, ajuda a reduzir os pensamentos negativos, melhora os sintomas da depressão, diminui o sentimento de solidão, promove o desejo de fazer interações sociais, aprimora o autoconhecimento, estimula a criatividade, aumenta o foco, melhora a memória e cultiva a compaixão. A prática está disponível quando e onde você quiser – e é totalmente grátis! A melhor parte é que você nem precisa investir muito tempo. Estudos demonstram que é possível obter resultados significativos com apenas 13 minutos de meditação diária ao longo de oito semanas. Tudo que você precisa fazer é criar o hábito! Se acha que não tem tempo, este é um sinal de que você *precisa* incorporar a meditação à sua vida.

As meditações de foco, da gratidão e de observação são os três tipos mais comuns, e todas seguem o mesmo processo básico que descrevi. A diferença é o que você faz durante a meditação de fato.

Na meditação focada, você deve se concentrar na respiração ou nos batimentos cardíacos até se sentir pronto para se soltar e permitir que sua mente vague livremente.

Durante a meditação da gratidão, o foco reside em cultivar o sentimento de gratidão por tudo ao seu redor, por todas as pessoas em sua vida e por si mesmo. Permita que sua mente flutue de uma pessoa a outra e expresse sua gratidão. Deixe-a vagar livremente de uma experiência para outra, agradecendo por cada uma delas. Permita que a mente percorra todas as partes do corpo e expresse gratidão. Um dos benefícios comprovados da prática dessa meditação é que ela nos torna naturalmente mais compassivos. Portanto, se esta é uma área em que você acha que deve se desenvolver, esse tipo de meditação é o certo para você.

A meditação de observação enfatiza a prática de se distanciar dos pensamentos, contemplando-os a partir de uma perspectiva mais afastada. Durante essa forma de meditação, você reconhece seus pensamentos sem julgá-los e, em seguida, permite que eles se afastem. Essa abordagem funciona muito bem quando se deseja aumentar o intervalo entre um estímulo e uma reação emocional, e quando se busca abrandar respostas emocionais intensas. Como resultado, a meditação de observação tende a promover mais autocontrole e menos julgamento.

Meditação espontânea

A meditação também pode ocorrer em momentos privilegiados ao longo do dia. Para mim, essas oportunidades costumam surgir quando pratico mergulho, tomo banho ou faço caminhadas. Esteja atento aos momentos em que a meditação surge espontaneamente e procure se abrir mais para essa dádiva em sua vida cotidiana. Idealmente, você pode complementar esses momentos com sessões de meditação focada todos os dias.

Meditação criativa

Se você é jovem ou tem filhos, certamente conhece os *hand spinners*, aqueles brinquedinhos de girar com os dedos que continuam rodando por vários minutos. Certo dia, comprei um bastante chamativo, um modelo que mantinha o movimento durante três minutos. Em casa, contei à minha filha Leona sobre uma tática que apelidei de "meditação do *spinner*". Como Leona se empolga com tudo que é relacionado a esse brinquedo, na mesma hora ela quis experimentar. Comecei pedindo que ela se deitasse no chão. Pousei o *spinner* na testa dela e o fiz girar. Tudo que ela precisava fazer era permanecer completamente imóvel, de olhos fechados, e sentir o brinquedo girar até parar. Três minutos depois, ela abriu os olhos com uma expressão ligeiramente surpresa e disse: "Foi muito bom! Posso fazer de novo?" Foi assim que Leona foi apresentada à meditação – e até convenceu os amigos a experimentarem.

Na seção seguinte, vou ajudá-lo a aprofundar seu entendimento sobre o coquetel do bem, sintetizando os conceitos abordados até agora e ensinando maneiras simples de prepará-lo a qualquer hora que desejar. O melhor de tudo é que não existem efeitos colaterais, apenas benefícios para incorporar à sua vida.

Coquetéis do bem e do mal

A bartender se inclina sobre o balcão e pergunta o que você vai querer.

"Quero um coquetel do bem sabor testosterona e endorfinas, por favor."

"Uau! É uma data especial?"

"É, sim! Hoje é o primeiro dia do resto da minha vida, por isso gostaria do impulso de confiança da testosterona e da euforia das endorfinas. Parece a receita ideal para mim!"

"Parece bom mesmo! Cai dentro!"

Para facilitar sua vida e poupá-lo do esforço de alternar entre as páginas, no quadro a seguir fiz um compilado sobre as seis substâncias que abordamos até agora e como você pode produzi-las com base nas ferramentas que descrevi.

Dopamina	Ocitocina	Serotonina	Endorfinas	Testosterona	Cortisol (para reduzir)
Motivações emocionais	Abraços	Satisfação	Sorrir	Vitórias	Relaxamento
Impulso	Toque	Luz solar	Rir	Acreditar na vitória	Meditação
Painel dos desejos	Contato visual	Alimentação	Comida picante	Música	Redução da ansiedade
Banho gelado	Boa vida sexual	Atenção plena (*mindfulness*)	Exercícios físicos	O corpo	Mapa do estresse
Equilíbrio de dopamina	Calor	Redução da inflamação	Música	Ganho muscular	Ocitocina
Empilhamento de dopamina	Frio	Meditação	Chocolate	Agressividade	Redução da inflamação
Fracionamento da dopamina	Generosidade	Sexo	Dançar	Esportes	Exercícios físicos
Intrínseca vs. Extrínseca	Música relaxante	Status social	Filmes	Filmes	Respiração

Variabilidade de dopamina	Empatia	Sorrir	Fotografias	Fotografias	Mudança de perspectiva
Expectativas	Gratidão	Rir	Sexo	Sexo	Dopamina vs. Cortisol
Socialização	Ho'oponopono	Exercícios físicos	Memórias	Exercícios físicos	Romper o padrão
Livros	Livros	Memórias		Memórias	Falsas crenças
Filmes	Filmes				Crenças conflitantes
Fotografias	Fotografias				Sexo
Sexo	Meditação				Memórias
Exercícios físicos	Memórias				
Meditação					
Memórias					

E agora?

Há diversas formas incríveis de preparar seus coquetéis do bem. A seguir está uma lista de algumas das minhas melhores dicas para você.

Estabeleça uma rotina matinal

Começar bem o dia é o segredo para se tornar a melhor versão de si mesmo. Escolha uma ferramenta para cada substância e crie um ritual matinal próprio. Elabore um passo a passo e siga-o sempre que puder.

1. Olhe para o seu painel dos desejos e experimente uma emoção motivadora com base nele (leia mais sobre o assunto no capítulo sobre a dopamina a partir da página 46).

2. Faça uma gentileza a alguém com quem se importa – telefone, envie uma mensagem de texto ou grave um vídeo e mande (ocitocina).

3. Exponha-se ao sol da manhã bem cedo e pense em momentos bons (cortisol positivo + serotonina).

4. Pratique atividade física, ouça um bom podcast ou assista a um programa (serotonina + endorfinas + dopamina).

5. Decida que hoje será um dia de vitórias para você (testosterona).

6. Medite ou realize alguns exercícios respiratórios (alívio do estresse).

O mapa do estresse

Se ainda não fez isso, preencha o seu mapa do estresse de acordo com as instruções na página 114 e elimine ou resolva o máximo de itens possível. Você pode recorrer a um amigo, pedindo que opine sobre os itens incluídos, o que pode ajudá-lo a encontrar novas soluções. Preencha um novo mapa do estresse a cada seis meses, já que alguns fatores podem nos afetar sem qualquer manifestação inicial (consulte o exemplo na página 117).

Priming

Priming se refere ao processo de preparar algo para ser ativado. Aqui significa que você vai preparar uma meditação personalizada, acionando cada uma das seis substâncias mencionadas. Como a maioria das meditações, esta começa com o relaxamento do corpo, respiração lenta e profunda e relaxamento da expressão facial. Uma vez que tiver alcançado um estado de calma, você estará pronto para iniciar a meditação mental, acionando cada uma das substâncias. Aqui está um exemplo de como proceder:

1. Recorde-se de experiências passadas que tenham envolvido gratidão, amor e carinho (ocitocina).

2. Recorde-se de experiências passadas que tenham envolvido felicidade, harmonia, tranquilidade e satisfação (serotonina).

3. Recorde-se de experiências passadas que tenham envolvido orgulho e amor-próprio (serotonina).

4. Recorde-se de experiências passadas que tenham envolvido sorrisos e risadas (endorfinas).

5. Recorde-se de experiências passadas que tenham envolvido motivação e pense na motivação futura e nos futuros êxitos que você pode experimentar (dopamina).

6. Recorde-se de experiências passadas que tenham envolvido poder, lutas, vitórias, êxitos e autoconfiança (testosterona).

Aqui a ordem importa, pois a respiração profunda inicial e o relaxamento têm o propósito de reduzir os níveis de estresse, e a meditação subsequente foi estruturada para auxiliá-lo a intensificar gradualmente suas reações emocionais, pavimentando o caminho para um clímax impactante. Você pode melhorar o efeito dessa meditação combinando-a com música. Organize sua própria trilha sonora, atribuindo a cada substância dois minutos de uma música cuidadosamente selecionada para se alinhar com as memórias específicas que você pretende explorar.

Escolha um favorito

Uma maneira simples de começar o dia é praticar a ativação de uma substância específica que você deseja experimentar em maior quantidade e, em seguida, realizar exercícios relacionados várias vezes ao longo do dia. Não há nenhum inconveniente em escolher duas opções, mas evite escolher três ou mais, pois você pode acabar se confundindo. A seguir apresento alguns princípios que podem ajudá-lo a selecionar a substância que pretende desencadear. Você sempre pode voltar ao capítulo relacionado e estudar novamente as ferramentas que listei. Quando se sentir preparado, vá fundo!

- Se faltam orgulho e amor-próprio: serotonina.
- Se faltam motivação e ímpeto: dopamina.
- Se falta confiança em determinados domínios ou áreas: testosterona.
- Se faltam energia e foco: dopamina.
- Se falta felicidade: mapa do estresse (cortisol) + serotonina.
- Se falta desejo sexual: ferramentas para alívio do estresse (cortisol).
- Se falta presença: ocitocina e serotonina.

Seja generoso

Existem alguns aspectos interessantes a se considerar quando se consome o coquetel do bem. O primeiro é que as pessoas geralmente se tornam mais generosas quando estão satisfeitas com a própria vida. O segundo ponto é que, ao oferecermos algo aos outros, temos a oportunidade de observar suas reações e compartilhar suas emoções. Todos saem ganhando!

Você tem filhos? É líder de uma equipe? Tem amigos? Se a resposta for sim, você tem ao seu redor muitas pessoas com quem praticar a generosidade. Releia a tabela de técnicas de coquetel do bem e escolha uma para oferecer a alguém. Você pode manifestá-la por meio de elogios, dando uma ajuda ou enfatizando seu status social, ao reconhecer seu valor na presença de terceiros. Ser generoso e prestativo proporciona uma sensação mágica e desencadeia a liberação de grandes quantidades de ocitocina para o seu próprio coquetel do bem.

Categorize seus amigos

As pessoas costumam rir dessa sugestão a princípio, mas aos poucos percebem que é uma tática bastante engenhosa. A ideia aqui é categorizar seus amigos por substância. Depois, você terá uma compreensão mais clara de quem deve procurar quando precisar de uma substância específica. Já abordei esse tópico das substâncias com a maioria dos meus amigos mais próximos e também discuti com eles quais sensações ou emoções eles sentem que são despertadas durante nossas conversas.

Eu ligo para o Marcus porque ele traz leveza à minha vida. Após nossas conversas, quase sempre estou transbordando de endorfinas e serotonina. As endorfinas resultam das risadas, enquanto a serotonina é o efeito do seu talento em elevar meu ânimo e proporcionar uma perspectiva saudável sobre meu status social.

Chamo Maria quando preciso me lembrar do que realmente significa ser humano e como é genuinamente se importar com as outras pessoas. Ela é quem mais produz ocitocina em mim.

Recorro ao meu amigo Krister, engenheiro florestal, quando sinto a necessidade de me reconectar com a realidade. Por vezes, meu cérebro faminto por dopamina parece se perder nas nuvens, mas, depois de 15 minutos de conversa com Krister, que passa os dias cortando árvores e manejando toras na floresta, consigo voltar à terra. Para Krister, a simplicidade é tônica da vida.

Costumo ligar para Magnus quando preciso desacelerar. Pense numa pessoa incrivelmente centrada na serotonina. Ele age no próprio ritmo, mesmo quando o mundo à sua volta corre a todo vapor. Sua habilidade em saborear um simples cafezinho é incomparável. Provavelmente, somos opostos absolutos um do outro, e sempre que nos encontramos percebo que minha dopamina não está apenas me fazendo voar alto, mas também me impulsionando a correr mais rápido.

Perguntas de foco

As coisas nas quais nos concentramos geram emoções, e a qualidade dessas emoções influencia a qualidade de nossas decisões, que, por sua vez, influencia a qualidade da nossa vida. Por isso, é importante prestar atenção no que estamos nos concentrando. Como seres humanos, compreendemos o mundo ao nosso redor formulando afirmações e perguntas. Por exemplo, podemos pensar: "Imagino que fulano esteja muito ocupado" ou "Nossa, o carro de sicrano está imundo!" Ou ainda: "O que há de errado aqui? O que há de errado comigo?" As perguntas internas tendem a ir mais fundo que as simples afirmações, pois nos levam a refletir de forma mais profunda. É por isso que é essencial enfrentá-las em primeiro lugar. Modificar nossas perguntas internas recorrentes em geral acaba influenciando positivamente nossas afirmações internas.

Chamo essas indagações de perguntas de foco. Quando as perguntas de foco são positivas, elas adicionam ingredientes benéficos ao coquetel do bem. Por exemplo, a pergunta de foco "Como posso estar mais presente?" pode aumentar a liberação de ocitocina, enquanto "O que tenho de bom?" tem o potencial de impulsionar a serotonina. Ao mesmo tempo, perguntas de foco negativas, como "O que há de errado com isso?" ou "Onde o mundo vai parar?" tendem a preparar um coquetel do mal. Considerando que a prioridade do nosso cérebro é nos manter vivos, é bem mais comum que as pessoas formulem perguntas de foco negativo do que positivo. Consequentemente, podemos alcançar rapidamente efeitos positivos ao reformular as perguntas de foco adotando um viés mais positivo. Durante os inúmeros cursos de autoliderança que ministrei com a minha equipe, recolhemos mais de mil perguntas de foco dos participantes. A seguir estão as oito mais comuns, e sugiro alterações para tornar seu foco positivo.

O que há de errado com isso?	→	O que há de bom nisso?
O que teria acontecido se eu não _____?	→	O que posso aprender com isso?
O que há de errado comigo?	→	O que tenho de bom?
O que mais vai acontecer?	→	Como posso ser mais presente agora?
Estou bem por ser diferente?	→	Como posso inspirar outras pessoas?
Como isso pode me prejudicar?	→	Como posso desafiar a mim mesmo?
Como posso tornar as coisas melhores para mim?	→	Como posso desfrutar do que eu já tenho?
Eu sou bom o suficiente para o meu parceiro?	→	Como posso ser a minha melhor versão?

Talvez você encontre sua própria pergunta de foco entre esses exemplos. Se não for o caso, identifique-a por conta própria e utilize-a como ponto de partida para aprimorar sua autopercepção. Assim que você identificar sua pergunta interna negativa que se repete com frequência, pare, reflita e busque a pergunta positiva para substituí-la. Em seguida, inicie o processo de repetição. Repita a pergunta positiva para si mesmo com frequência, e sua pergunta de foco acabará se alterando, assim como seu conjunto interno de pensamentos. Eu não conseguia entrar em um lugar ou conhecer alguém sem disparar minha pergunta de foco negativa: "O que há de errado aqui?" E essa única pergunta de foco foi fundamental para o que mais tarde levaria ao meu enfrentamento da depressão. Fazer a si mesmo a pergunta "O que há de errado aqui?" centenas de vezes por dia dificilmente trará emoções positivas e com certeza não produzirá um coquetel do bem. Com o tempo, consegui substituir essa pergunta por "O que há de excelente aqui?". O efeito dessa mudança, depois de executada insistentemente por alguns meses, foi surpreendente.

Coquetel do bem – Open Bar 24 horas

Bem-vindo ao bar do coquetel do bem! O que vai querer hoje? Como você já deve ter entendido, existe mais de um tipo de coquetel do bem. Está na hora de vestir o avental do bartender, arregaçar as mangas e preparar 12 combinações muito úteis.

Antes de um encontro ou uma entrevista de emprego
(testosterona, ocitocina)

Aumente os níveis de testosterona e autoconfiança relembrando seus sucessos e vitórias passados. É ideal combinar essas recordações com músicas que o façam se sentir bem-sucedido, invencível e ousado. Caminhe, mantenha-se ereto e movimente-se como se fosse o dono do mundo. Sinta-se livre para adicionar uma dose de ocitocina, que otimiza o efeito. Por exemplo, você pode assistir a um vídeo que consiga despertar empatia e deixá-lo mais animado.

Maior aproveitamento dos estudos
(dopamina, testosterona)

Quando você estuda, é preciso manter o foco e criar as melhores condições possíveis para se lembrar do que estudou. A dopamina pode ajudá-lo. Por exemplo, você pode estimulá-la mentalizando os resultados positivos que os estudos trarão ou como será interessante aprender mais sobre o assunto em pauta. Caso não funcione, você também pode praticar exercícios antes de estudar. É importante reduzir o acesso à dopamina rápida e ao cortisol deixando o celular ou o tablet em outro cômodo. A dopamina vai servi-lo em sessões curtas, portanto estude por 40 a 60 minutos e, em seguida, faça uma pausa para recarregar. Para aumentar sua autoconfiança ao estudar, estimule a liberação de testosterona celebrando suas conquistas ao longo do caminho, talvez após cada aprovação.

Prepare-se antes de eventos sociais
(endorfinas, testosterona, ocitocina)

Ao se preparar para participar de eventos sociais de qualquer tipo, pode ser benéfico utilizar três substâncias que estimulam a socialização. Para começar, reserve 30 minutos para assistir a algo que provoque risadas e liberação de endorfinas, como vídeos engraçados. Enquanto se dirige ao local do compromisso, aproveite para elevar os níveis de testosterona ouvindo músicas inspiradoras e animadas. Assim que chegar, libere ocitocina puxando conversa com alguém que realmente lhe desperte interesse. Evite pessoas que você sabe que podem impactar negativamente sua percepção de status social e seus níveis de serotonina, ou seja, pessoas que fazem você se sentir inferiorizado.

Gerencie conflitos
(ocitocina, serotonina, dopamina)

Em situações de conflito iminente, nossos níveis de estresse se elevam, o que impacta a habilidade de pensar com clareza. Para prevenir isso, tente ativar seu sistema nervoso parassimpático e elevar direta e indiretamente seus níveis de ocitocina relaxando seu corpo e respirando calmamente, dando tapinhas ou se acariciando de forma tranquilizadora, ou apenas com uma bebida quente nas mãos. Um instinto comum em conflitos é "retribuir o favor", reduzindo os níveis de serotonina da outra pessoa como forma de fazê-la sofrer da mesma maneira. Fazemos isso expondo o outro ao ridículo, menosprezando seu status social ou destacando defeitos irrelevantes ou erros que a pessoa tenha cometido. É aconselhável evitar esse tipo de comportamento, que apenas intensifica a distância entre as partes e leva a outra pessoa a adotar uma postura defensiva. Em vez disso, encare o conflito como uma oportunidade de crescimento, desenvolvimento pessoal e aprendizado sobre as pessoas com as quais compartilhamos nossa vida. Para ajudá-lo, ative uma dose de dopamina e reflita sobre as motivações emocionais envolvidas no conflito, imaginando como será bom quando ele for resolvido e reconhecendo que essa situação pode ser uma oportunidade valiosa para melhorar seu relacionamento com o outro.

Desenvolva a criatividade
(dopamina, serotonina)

Quando queremos realizar trabalhos criativos, o bom humor gerado pela serotonina e a motivação proporcionada pela dopamina formam uma combinação fantástica. A maneira mais fácil de estimular a liberação dessas substâncias é praticando exercícios, tomando banho gelado ou ambos. O processo criativo tende a ocorrer em duas etapas. A primeira envolve a coleta de ideias. A melhor estratégia é explorar novos lugares, conhecer pessoas e adquirir novos conhecimentos. Todas essas atividades estimulam e são estimuladas pela dopamina. A segunda etapa envolve fazer uma pausa para assimilar as novas ideias e impressões relacionadas ao que você está criando. Outra forma interessante de estimular a dopamina é provocando um impulso. Se você tiver dificuldade de começar, mesmo depois de se exercitar, tomar um banho gelado e absorver novas experiências, muitas vezes a melhor opção é: se joga! A dopamina tem a tendência de gerar ainda mais dopamina. Assim que a criatividade começar a fluir, mesmo que um pouquinho, o fluxo de dopamina vai passar a se retroalimentar.

Adormeça mais rápido
(ocitocina, cortisol)

É praticamente impossível adormecer quando o corpo está tomado pelo estresse. Quando os pensamentos se aceleram, o cérebro é bombardeado por imagens e impressões sensoriais, e você acaba se revirando na cama, sem conseguir dormir. A tática mais eficaz para sair desse estado é elevar os níveis de ocitocina e ativar o sistema nervoso parassimpático. Para isso, dedique 10 minutos à meditação antes de ir para a cama. Outra opção é tomar um banho morno. Em seguida, deite-se e respire com calma. Tente realizar seis a oito respirações por minuto ou menos, e procure sentir o corpo relaxar. Mantenha os olhos imóveis atrás das pálpebras – faz uma baita diferença. Você também deve evitar atividades que aumentem o cortisol pouco antes de ir dormir, como trabalhar no computador ou consumir conteúdo estressante. Existem muitas outras dicas úteis para o sono, mas essas são as mais importantes.

Acorde revigorado e descansado
(dopamina, ocitocina)

Quando você acorda, os níveis de cortisol se encontram naturalmente elevados para fornecer a energia necessária para começar o dia. No entanto, para amplificar esse efeito, você pode se expor à luz solar fazendo 20 minutos de caminhada pela manhã. Sinta-se à vontade para combinar o exercício com a dopamina gerada ao pensar em algo divertido que você tenha planejado fazer no dia. Se não conseguir pensar em nada do tipo, trace um plano empolgante pelo qual possa ansiar, mesmo que seja algo tão simples quanto tomar um sorvete, visitar um café que ainda não conhece, praticar alguma atividade física ou ligar para um amigo. Quando chegar em casa, combine a dopamina com uma boa dose de ocitocina, que você pode liberar ao se deitar por um minuto e permitir-se sentir gratidão por algo que aconteceu no dia anterior – algo que alguém disse ou fez, ou alguma experiência que você tenha vivido.

Comemore melhor e com mais frequência
(testosterona, serotonina)

Muitas pessoas se esquecem de comemorar ou apenas não comemoram o suficiente. A vantagem de ter a quantidade "adequada" de comemorações é que isso nos motiva a celebrar com mais frequência. Meu primeiro conselho é simples: comemore mais, inclusive as pequenas conquistas, como concluir uma caminhada, desafiar sua zona de conforto, praticar a atenção plena ou fazer alguém sorrir. Meu segundo conselho é sentir um orgulho genuíno por suas realizações. Você pode desencadeá-lo ficando de pé, desfrutando do momento e concentrando-se nos sentimentos positivos que surgem por causa do que acabou de realizar. Ao celebrar tanto as grandes quanto as pequenas conquistas, você aumenta sua autoconfiança, estimulando a produção de testosterona, e ao valorizar essa sensação positiva você eleva sua autoestima e os níveis de serotonina.

Apaixone-se
(ocitocina, serotonina, dopamina, cortisol, endorfinas)

Pode parecer estranho, mas é possível preparar o terreno para o amor nascer. Você pode começar ativando a liberação de ocitocina por meio do contato visual prolongado com sua paquera. Faça perguntas pessoais e ouça atentamente, compartilhando também suas próprias experiências. Dê toques leves, de início. Se sentir que há abertura para isso, prossiga dando toques um pouco mais demorados. Elogios também podem ajudar, pois elevam o status social percebido, o que provavelmente causará um impacto positivo nos níveis de serotonina da pessoa. Faça-a rir, de forma que ela libere endorfinas e se sinta mais relaxada e sociável. Você também pode aumentar artificialmente os níveis de estresse dela para provocar um estado que o corpo interprete como excitação sexual. Uma boa maneira de fazer isso é assistir a um filme de terror juntos ou andar de montanha-russa, esse tipo de coisa. Assim, a paquera vai associar aquela sensação à sua companhia, um dos processos envolvidos quando as pessoas se apaixonam.

Tome decisões acertadas
(dopamina, cortisol)

Em que momento estamos mais bem preparados para tomar uma decisão difícil? É uma pergunta capciosa. Se você estiver com os níveis de dopamina elevados e sentindo-se o dono do mundo quando tomar decisões que podem vir a afetar o seu futuro, pode acabar se sentindo muito ansioso ao se deparar com os compromissos irrealistas que assumiu consigo mesmo e com os outros. Por outro lado, se você toma decisões quando seus níveis de dopamina estão baixos, tende a ser muito pessimista e cauteloso, o que pode impedi-lo de aproveitar as oportunidades que melhorariam a sua vida. Recomendo que você tome decisões importantes nos momentos em que os níveis de dopamina estejam próximos da média. Assim, suas decisões refletirão um estado emocional mais neutro, elevando a probabilidade de que você consiga arcar com as consequências sem sofrer efeitos adversos. Outra sugestão é evitar tomar decisões durante períodos de estresse, já que, nessas circunstâncias, as decisões tendem a priorizar o alívio imediato do desconforto, sem avaliar as consequências a longo prazo. Concluindo: o ideal é tomar decisões importantes quando os níveis de serotonina e cortisol estiverem próximos do normal. Para isso, treine a autopercepção e aplique as dicas apresentadas nos capítulos sobre essas substâncias.

Realize uma tarefa difícil
(serotonina, dopamina, testosterona, ocitocina, endorfinas)

Fazer algo difícil – por exemplo, dar uma palestra sendo uma pessoa tímida ou enviar um feedback se você evita conflitos – muitas vezes pode ser desafiador, pois requer muita força de vontade e energia. Listarei a seguir minhas melhores dicas para lidar com essas situações. Aproveite os níveis naturalmente altos de serotonina da manhã para concluir uma tarefa difícil antes do almoço. Além de proporcionar alívio, você poderá seguir o restante do dia com uma sensação de bem-estar. Da mesma forma, prepare-se com antecedência e estimule a liberação de dopamina, concentrando-se na expectativa de um resultado positivo, em vez de gerar cortisol se preocupando com as dificuldades antecipadamente. Você também pode se beneficiar do aumento dos níveis de testosterona, porque assim vai conseguir controlar melhor os impulsos e aumentar a autoconfiança. Uma tática eficaz para isso é ouvir músicas que o motivem e o encorajem. Depois disso, mentalize como será quando você alcançar o resultado desejado e, se fizer sentido, eleve os níveis de testosterona invocando sua agressividade como resposta aos obstáculos que estão no caminho. Se a tarefa difícil que você está prestes a realizar lhe causa estresse, aumente seus níveis de ocitocina – tente relaxar e respirar de forma profunda e calma. Por fim, se parecer adequado, você também pode rir e sorrir, adicionando ao processo algumas endorfinas para aliviar a dor.

Um bom exemplo de atividade desafiadora são os banhos gelados que organizo para meus alunos. Como sei que pode ser difícil, marco a atividade para logo de manhã (serotonina), incentivando-os a pensarem no orgulho que sentirão ao conseguirem tomar banho gelado, em vez de se agarrarem às expectativas do incômodo (dopamina). Pouco antes de entrarem na água, peço que experimentem sentimentos de coragem e força, e que fiquem de pé (testosterona). Depois que mergulham, peço que respirem com calma (ocitocina) e, enquanto se concentram em permanecer na água, que deem risadas e abram sorrisos (endorfinas), uma forma de ajudar a relaxar. Depois, faço questão de incentivá-los a celebrar a aprovação no desafio (serotonina, testosterona).

Motivação
(dopamina, testosterona)

Temos a capacidade tanto de ter uma motivação genuína quanto de fingi-la. Vamos analisar a motivação genuína. É mais fácil promovê-la quando pensamos na meta que estamos tentando alcançar ou ainda desfrutamos da atividade em si. Se você precisa varrer o quintal, mas não está com vontade, imagine como o espaço vai ficar bonito e a satisfação que sentirá quando terminar. Você também deve aproveitar a experiência em si. Preste atenção nas emoções que vai sentir quando vir o gramado mais bonito. Evite o empilhamento de dopamina ouvindo podcast enquanto trabalha – é como confiar em uma motivação falsa sem motivo real. A dopamina é particularmente eficaz quando combinada com a testosterona. Uma boa ideia é aumentá-la antecipadamente: concentre-se na vitória, ouça músicas estimulantes e animadas, caminhe, fique de pé e mexa-se muito. Também é importante considerar cada etapa realizada uma vitória e celebrar todas!

Agora, vejamos como fingir motivação. O aspecto mais interessante em relação às emoções é que o cérebro não é muito bom em identificar de onde elas vêm. Isso significa que você pode fingir motivação a partir de um ponto de vista e depois usá-la para um propósito completamente diferente. Por exemplo, você pode praticar algum exercício físico antes de realizar uma tarefa que não lhe agrada, como varrer o quintal. Será muito mais fácil realizar a atividade indesejável depois de alguma outra atividade porque os níveis de dopamina estarão elevados. Faça o máximo para evitar o oposto: enrolar durante duas horas, com preguiça de realizar a tarefa. A diferença entre a dopamina rápida e a lenta pode ser bastante opressora, mesmo para os mais disciplinados, e seguir essa tática deixaria você mais propenso a mudar de ideia e voltar para o sofá e para as redes sociais quase imediatamente.

COQUETEL DO MAL

"Um coquetel do mal, por favor!" Será que alguém faria um pedido desse? Estranhamente, sim. Na maioria dos casos, as pessoas consomem coquetéis do mal sem perceber. Vamos examinar as seis variantes mais comuns do coquetel do mal.

Variante 1: Não intencional

Neste caso, a pessoa pode estar sofrendo de inflamação crônica ou passando por intensas dificuldades emocionais ou físicas há algum tempo. Mesmo que ela nunca perceba, os efeitos do estresse causado pela inflamação ou pelo sofrimento tendem a deteriorar cada vez mais seu humor com o passar do tempo.

Variante 2: Inocente

Este é um caso em que as pessoas não se permitem sentir ou expressar emoções positivas. Em vez disso, muitas vezes levam a vida em um estado constante de melancolia. O que acontece é que essas pessoas nunca foram ensinadas a expressar, vivenciar ou comunicar emoções positivas. Em outros casos, a causa pode ser um trauma precoce. No entanto, como é comum na jornada pela autoliderança, ainda é possível aprender a encontrar a coragem para sentir, demonstrar e expressar essas emoções.

Variante 3: Passiva

Essas pessoas têm consciência de suas escolhas, mas lutam com a passividade. Elas vivem esperando pelo fim de semana e encaram seus dias úteis como uma série de tarefas árduas que precisam enfrentar. Durante a semana, permanecem mais ou menos indiferentes, ou porque não gostam do que fazem ou porque não encontram sentido nisso, embora essa situação também possa ser resultado de *bullying* no ambiente de trabalho ou na escola. A desconexão emocional e a ausência dos ingredientes do coquetel do bem fazem com que os fins de semana pareçam ser os únicos momentos de alívio. Infelizmente, a segunda-feira sempre retorna, trazendo de volta a infelicidade de sua vida. Essa variante ocorre fundamentalmente porque faltam ingredientes do coquetel do bem em sua vida.

Variante 4: Ativa

Este é um coquetel do mal bastante comum. O ingrediente principal é o estresse crônico decorrente de alguma situação insustentável na vida profissional ou pessoal. O estresse constante, que persiste por meses ou até anos, pode perturbar o equilíbrio natural de substâncias químicas no corpo, incluindo a dopamina (impulso e prazer), a serotonina (satisfação e autoestima), a testosterona, a progesterona e o estrogênio (hormônios sexuais). Esse desequilíbrio, por sua vez, afeta áreas da vida como o desejo sexual e a autoconfiança.

Variante 5: Sombria

O tipo mais triste de coquetel do mal é quando a pessoa se comporta como Voldemort, o vilão dos livros de Harry Potter, ao utilizar as facetas "sombrias" de cada substância. Por exemplo, essas pessoas formam vínculos ridicularizando outros grupos (ocitocina sombria), empregam várias técnicas de dominação para fortalecer o próprio status social (serotonina sombria) e se apropriam das conquistas dos outros (testosterona sombria).

Variante 6: Perdida

Bastante comum, este tipo de coquetel tem relação com as pessoas que frequentemente assumem o papel de "vítima". Perdidas, elas se apegam a fontes autodestrutivas de serotonina (status social) e ocitocina (conexão). Ao se rebaixarem deliberadamente e criarem problemas para si mesmas, elas chamam a atenção para sua triste situação. Colegas e amigos também demonstram compaixão e tentam ajudá-las. É assim que elas buscam reconhecimento e proximidade (ocitocina). Infelizmente, é muito fácil cair nessa armadilha; por outro lado, é possível escapar dela sem ajuda externa.

Coquetel do mal: um resumo

A maioria das pessoas traz consigo uma mistura de coquetéis do mal e do bem. Elas levam uma existência em geral normal e aceitável, mas ainda carregam algum desejo não realizado ou uma sensação de que poderiam obter mais da vida.

Para alguém que consome mais coquetéis do mal do que coquetéis do bem, a vida pode parecer envolta em névoa. Muitas vezes, aqueles que estão imersos nesse padrão chegaram aos poucos a esse ponto sem sequer perceber. À medida que o tempo passa e eles se acostumam com a ingestão diária de coquetéis do mal, começam a sentir um esgotamento crescente e um vazio interior. Isso muitas vezes desencadeia autocrítica recorrente, o que amplifica as emoções negativas. Então eles tentam compensar essas emoções consumindo em excesso várias fontes rápidas de dopamina: celular, jogos, doces, salgadinhos e fast-food, notícias, pornografia ou redes sociais. Geralmente, isso acompanha uma redução da interação social e da prática de atividades físicas. Se a situação se deteriorar significativamente, o desespero pode se tornar avassalador, tornando essas pessoas viciadas em jogos, comida, álcool, entre outros. A longo prazo, o consumo excessivo de coquetéis do mal pode levar a um quadro de disforia e a sintomas de depressão ou ansiedade. E é provável que elas não saibam o que fazer para mudar essa situação.

Se você é uma dessas pessoas, isso tudo pode soar desanimador, mas trago boas notícias: independentemente da variante com a qual você se identifique, nunca é tarde para começar a consumir coquetéis do bem! Não importa sua situação atual, essa escolha fará uma grande diferença. Com o tempo, vai ficar cada vez mais fácil, a névoa que envolvia sua vida vai se dissipar e a bolha onde você estava aprisionado vai explodir quando a vitalidade retornar ao seu corpo.

Aqui estão meus melhores conselhos para quebrar o padrão de consumo diário de coquetéis do mal:

1. Use o mapa do estresse e tome medidas imediatas com base no que ele lhe revela. Você pode ler mais a respeito no capítulo sobre o cortisol, na página 114.

2. Reduza a ingestão de dopamina rápida e substitua-a por dopamina lenta utilizando as ferramentas apresentadas no capítulo sobre dopamina, na página 34.

3. Implemente as ferramentas apresentadas no capítulo sobre ocitocina, na página 54.

4. Pratique o amor-próprio e reduza a autocrítica usando as ferramentas apresentadas no capítulo sobre serotonina, na página 86.

Junto com esses quatro passos, você deve introduzir a prática regular de atividade física na sua rotina, mesmo que sejam apenas caminhadas curtas. Faça meditação diariamente e otimize seu sono usando as ferramentas na página 157.

PARTE 2

CONSTRUINDO O SEU FUTURO

Bem-vindo à segunda parte do livro! Não se deixe enganar pelo fato de ser curta e simples. Leonardo da Vinci supostamente disse que a simplicidade é o grau máximo de sofisticação, e é com essa mentalidade que você deve iniciar esta parte. Apesar de resumido, seu conteúdo é essencial para aprender a criar coquetéis do bem que vão durar pelo resto da vida.

Há duas atitudes que se pode adotar em relação à música. Por um lado, você pode fazer música, ou seja, ter uma postura ativa; por outro, pode ouvi-la, ou seja, ter uma postura passiva. Até agora aprendemos a "fazer música". Por exemplo, exploramos como preparar nossos próprios coquetéis do bem, seja para liberar endorfinas, celebrando pequenas vitórias para aumentar a testosterona ou compartilhando abraços para liberar ocitocina. Agora vamos aprender como "ouvir música" – e como isso pode nos ajudar a treinar o cérebro para produzir endorfinas, testosterona e ocitocina de forma passiva, sem qualquer esforço de nossa parte.

Gostaria que você me acompanhasse em um fim de tarde fresco, quando o sol começa a se pôr no horizonte. A luz do sol banha o campo de trigo à sua frente com um brilho âmbar e caloroso. Você sente uma suave brisa de verão e decide explorar o outro lado do campo de trigo, atravessando a vegetação exuberante. Pouco depois, você chega lá e se vira para olhar o caminho de onde veio, mas mal consegue discernir um único vestígio de sua passagem. Foi uma caminhada tão agradável que você decide repeti-la uma vez e mais outra, até que, ao final do verão, já a percorreu pelo menos 100 vezes, criando um caminho cada vez mais decalcado a cada travessia. Agora, imagine que, por algum motivo, você tenha atravessado esse campo de trigo 100 mil vezes. Que tipo de trilha teria deixado para trás? Seria uma trilha fácil de seguir, que exigiria pouca energia para caminhar e que você seguiria sem pensar, pois acabaria se tornando uma rota conhecida e segura. Essa é uma analogia precisa de como seus pensamentos e comportamentos habituais se formam. Cada pensamento, crença ou comportamento recorrente são como trilhas que você já percorreu dezenas – até centenas – de milhares de vezes. Você se acostumou a esses pensamentos e comportamentos. Eles representam rotas seguras, simples e energeticamente eficientes para percorrer.

Mas imagine que um dia você pensa com seus botões: *Estou cansado de sempre pegar este caminho pelo campo de trigo. Não estou conseguindo chegar aonde quero ir. Vou tentar uma nova rota!* Assim, você dá 50 passos à esquerda e inicia um novo caminho, que se mostra desconfortável e difícil. Os pés de trigo reagem, atrapalham sua passagem, e você tropeça em pedras e buracos na terra. Seu cérebro protesta: *Qual é! Por que viemos por aqui? Por que está andando por este lado se há um caminho logo ali, seguro e definido?* No entanto, você já tomou sua decisão, e, com o tempo, a mudança se concretiza. O que acontece com um caminho que não é mais usado? Acaba sendo tomado pelo mato. Depois de um tempo, a nova rota se torna a opção mais rápida e simples. À medida que você a percorre repetidas vezes, os vestígios do antigo caminho desaparecem por completo. Às vezes, reler nosso diário pode nos fazer lembrar de comportamentos antigos que nos preocupavam, mas que hoje desapareceram completamente da nossa vida.

Espero que esta metáfora o auxilie a compreender que todos os seus pensamentos, crenças e comportamentos podem ser substituídos por novos, desde que você os repita com a frequência suficiente. Por exemplo, pense no hábito de sorrir mais. Sorrisos autênticos têm o poder mágico de combinar dopamina, serotonina e endorfina. Se você decidir praticar o sorriso regularmente, estará pavimentando novos caminhos dentro do cérebro toda vez que sorrir e, um dia, alguns meses ou mesmo um ano depois, você notará, com surpresa, que está sorrindo com mais frequência, sem nem precisar pensar. Parabéns! Você aprendeu a ouvir música, em vez de ter que criar cada nota. Já sabe preparar seus próprios coquetéis do bem passivos sem ter que pensar em acionar qualquer coisa. O termo científico para esse conceito é *neuroplasticidade*.

Neuroplasticidade e repetição

Por um longo período, predominou o consenso de que o cérebro humano era estático e imutável, e ainda há pessoas que insistem que nasceram sem a habilidade de dançar, cozinhar, orientar-se, ter senso de humor, ser bons oradores, liderar equipes, efetuar vendas e assim por diante. Adotar essa mentalidade inibe – às vezes completamente – o crescimento pessoal nas áreas em questão. De acordo com a psicóloga americana Carol Dweck, da Universidade de Stanford, isso é conhecido como *mindset fixo*. Por outro lado, aqueles que acreditam que podem se desenvolver e crescer em uma área específica na verdade *podem* concretizar esse desejo. Isso é o que chamamos de *mindset de crescimento*. Aprendemos não apenas que o cérebro é maleável, mas também que somos capazes de decidir quando e como implementar mudanças na nossa vida.

Pergunte a si mesmo se acredita que tem a liberdade de escolher a felicidade, o orgulho, o amor-próprio e a confiança. Se você acha que sim, então é porque tem mesmo! No entanto, se você acha que não tem essa capacidade, é importante encontrar maneiras de convencer a si mesmo do contrário. Pode ser um caminho mais longo a percorrer, mas não impossível. Mantenha a mente aberta, discuta o assunto com amigos curiosos e de mente aberta e que demonstrem um *mindset* de crescimento. Inspire-se nessas pessoas e mude sua perspectiva. Os seres humanos são tão abertos a influências que podem ser levados a acreditar em quase qualquer coisa. Nesse contexto, é uma questão de fé: você já tem o poder de modificar seu comportamento e de exercer uma influência positiva no próprio bem-estar.

Imagine que você contraia uma doença tropical misteriosa que o obrigue a passar 12 semanas em quarentena em um hospital especializado. Você é acomodado em um quarto branco e estéril, com uma janelinha que dá para um muro de tijolos. Você recebe suas refeições por uma escotilha do outro lado do quarto. A equipe médica lhe empresta um computador para que você tenha alguma distração. É uma situação solitária, mas não insuportável. Um dia, enquanto lê as notícias, você encontra um estudo que supostamente comprova que pessoas ruivas são mais propensas a surtos de violência devido a alterações genéticas causadas pelas recentes mudanças atmosféricas. O artigo adverte quanto a fazer contato visual com pessoas ruivas. Nas 12 semanas seguintes, você se depara com uma série de notícias sobre crimes violentos supostamente cometidos por pessoas ruivas. Finalmente, você recebe alta e é seguro retornar à convivência em sociedade. Na recepção do hospital, você passa por um homem ruivo e se encolhe de medo. Pode parecer um exemplo estranho

– quem escolheria disseminar esse tipo de mentira e manipular as notícias só para difamar os ruivos? Contudo, ao refletir um pouco, você logo perceberá que é assim que funcionam os meios de comunicação e as mídias sociais. Eles fazem você acreditar em coisas nas quais nunca acreditaria – e você nem percebe. Os meios de comunicação, por exemplo, tendem a enfatizar notícias negativas em detrimento das positivas, o que pode distorcer nossa percepção da verdadeira situação do mundo. O que ocorreu durante aquelas 12 semanas foi que você passou por uma transformação neurológica, o que levou seu cérebro a reagir automaticamente com um coquetel do mal só por você ter avistado uma pessoa ruiva.

Meu ponto aqui é que, qualquer que seja o conteúdo oferecido ao seu cérebro, logo se tornará uma verdade para você se mantiver esse padrão de consumo por bastante tempo. Se você ainda não assumiu o controle do que oferece ao seu cérebro, isso significa que suas crenças sofreram uma forte influência de seus pais, amigos, cultura, mídia convencional e redes sociais. Seu cérebro está constantemente exposto a ideias (programadas), tanto consciente quanto inconscientemente, por meio das pessoas a quem você se associa. As coisas que você escolhe inserir diariamente no cérebro formam caminhos através de seu campo de trigo mental, que, por sua vez, determina qual coquetel você consumirá. A neuroplasticidade nunca descansa. É esse processo que adapta continuamente o cérebro para garantir que você funcione de maneira ideal em qualquer circunstância. Foi esse processo que moldou você como o indivíduo que é hoje. Em termos mais técnicos, as memórias e atividades (sinapses e neurônios) repetidas com mais frequência serão reforçadas, enquanto as que você repete pouco serão enfraquecidas. Isso implica que tornar determinado comportamento recorrente pode provocar alterações físicas no cérebro. Em outras palavras, você pode preparar coquetéis do bem de forma automática e permanente apenas tomando as decisões certas sobre como nutrir sua mente.

Quanto tempo demora para mudar?

É bem provável que a mudança já esteja acontecendo. Pode ser que as dicas e ideias apresentadas neste livro já tenham inspirado você a trilhar novos caminhos no seu campo de trigo mental. A transformação pode se manifestar como uma epifania, quando algo de repente se encaixa ou passa a fazer sentido. No entanto, esses insights podem ser fugazes e difíceis de evocar sob demanda. Uma tática mais eficaz é confiar na mecânica da repetição, que é lenta, porém previsível. Estudos sobre neuroplasticidade revelaram que as mudanças são perceptíveis no cérebro após apenas quatro semanas, e se intensificam ao longo do tempo. A maioria dos estudos sobre este fenômeno não avançou por mais de 12 semanas, mas alguns demonstraram que as mudanças continuam após esse ponto. Todavia, com base nessas informações científicas e em minha própria experiência, tudo indica que existe um prazo mágico de cerca de oito semanas. Depois desse período, os exercícios começam a ser ativados passivamente, ou seja, sem exigir um esforço deliberado de sua parte. Em outras palavras, depois de dedicar oito semanas de esforço, você começará a ouvir a música que criou. Eu levei entre quatro e 40 semanas para que diferentes ferramentas que utilizei se automatizassem. Ninguém consegue afirmar com certeza quanto tempo você levará para efetuar mudanças duradouras em comportamentos ou padrões de pensamento habituais. Isso varia consideravelmente de pessoa para pessoa e depende de diversos fatores, como genética, epigenética (como os comportamentos e ambiente afetam os genes), padrões de pensamento – se você tem um *mindset* fixo ou de crescimento –, a frequência e duração das repetições. O que sabemos é que, sem dúvida, você será capaz de reprogramar a si mesmo. Não faz diferença se levará oito ou 12 meses. O tempo não é o principal. O mais importante é que você tome a decisão ativa de iniciar o treinamento para se sentir e ser como deseja. Eu estou livre de meus pensamentos depressivos há quase seis anos, e o mais interessante da minha jornada é que, todas as manhãs, logo após acordar, eu olho para o meu painel dos desejos, que fica ao lado da cama, escolho uma ferramenta para usar durante o dia e sigo esse padrão repetidamente. A cada ano que passa, eu me sinto melhor. Às vezes me pergunto se em algum momento tudo deixará de estar bem. Claro, eu tenho meus dias ruins, como todo mundo, mas agora – sabendo como quebrar os padrões – sinto que, na maior parte do tempo, estou genuinamente desfrutando da vida.

UMA NOVA VIDA

Todos nós temos que encarar o fato de que o mundo em que vivemos é complicado. As notícias que recebemos todos os dias, os construtos sociais extremos com os quais nos comparamos, a infinidade de opções que nos é apresentada, a ausência de exercícios naturais na nossa rotina, o foco no desempenho, as tentações do fast-food e do açúcar, que só nos levam a desejar mais carboidratos e açúcar, filhos criados por pais superprotetores que exigem muito mais estímulos do que quaisquer outros de gerações anteriores – todos esses fenômenos apresentam desafios mentais. Poderíamos até argumentar que é mais difícil viver no mundo atual do que na época de Duncan e Grace há 25 mil anos – embora a medicina e as leis que nos proíbem de matar uns aos outros representem progressos significativos!

No entanto, continuamos a acreditar na ilusão de que o mundo em que habitamos é o mais simples e o melhor de todos os mundos possíveis. Se continuarmos permitindo que a publicidade, as mensagens, as notícias e a mídia nos influenciem, quase inevitavelmente terminaremos em um estado crônico de desespero. A sociedade e a cultura que criamos é, em essência, um ambiente que vai contra a natureza do nosso organismo. Isso significa que é mais crucial do que nunca para você decidir como deseja ser programado. Você deseja ser moldado pelos outros e viver uma vida de inércia passiva ou prefere decidir por si mesmo quem quer ser, tanto agora quanto no futuro? Quer se sentir melhor? Quer ser mais feliz? Se a resposta for sim, eu desafio você a assumir o comando e criar essa realidade para si mesmo. E isso envolve a forma de programar sua mente, os pensamentos que decide ter, as pessoas com quem decide se relacionar, os livros que escolhe ler, as notícias que prefere evitar e os alimentos que escolhe consumir. Quando me livrei da depressão, percebi que eu havia me tornado um mero produto de todas as escolhas fáceis que a sociedade nos oferece. Eu me exercitava e me alimentava bem, mas vivia lutando contra o estresse imposto pela programação que recebi das estruturas sociais dominantes. Eu acreditava que sucesso era sinônimo de trabalhar muito, incansavelmente, ficar rico e adquirir muitos bens materiais. É tudo uma grande besteira. O verdadeiro sucesso está em se tornar a melhor versão de si mesmo! Requer selecionar as ações e os pensamentos que vão ajudá-lo a se sentir bem consigo mesmo. Quando você atinge esse estado, não há nada que não consiga realizar.

Não há solução rápida para a felicidade. A felicidade é um estilo de vida.

AGRADECIMENTOS

Este livro jamais teria nascido se não fosse pelo apoio de minha esposa e mentora na autoliderança, Maria Phillips. Também quero agradecer a meus filhos incrivelmente sábios, Anthon, Tristan e Leona, por todas as emocionantes conversas diárias que tivemos e por todos os seus comentários sobre os assuntos abordados aqui. Também devo agradecimentos aos milhares de participantes que se inscreveram em meu curso de autoliderança e gentilmente compartilharam seus feedbacks. Obrigado também a David Klemetz por nossa inestimável parceria. Também gostaria de agradecer ao meu extraordinário editor, Adam Dahlin, por suas palavras de incentivo ao longo desta jornada. Não posso me esquecer, é claro, de Edith e Maria, minhas agentes internacionais que se empenharam para que este livro chegasse às mãos de vocês, leitores. Por fim, quero agradecer a mim mesmo por aprender a viver uma vida de autoliderança. Foi a melhor decisão que já tomei.

RECURSOS ADICIONAIS

Gostaria de continuar a percorrer seu caminho de crescimento?

O QR Code abaixo vai levá-lo ao pacote exclusivo de recursos adicionais, que inclui um livro de atividades, vídeos, exercícios, ilustrações e meditações guiadas (em inglês).

Esse conteúdo extra também pode ser acessado no site davidjpphillips.com/resources.

REFERÊNCIAS

Dopamina

Fornai, Francesco *et al.* "Intermittent Dopaminergic Stimulation Causes Behavioral Sensitization in the Addicted Brain and Parkinsonism". *International Review of Neurobiology*, v. 88, 2009, pp. 371-398. Disponível em: https://pubmed.ncbi.nlm.nih.gov/19897084/.

Gallup Junior, Gordon G.; Burch, Rebecca L.; Platek, Steven M. "Does Semen Have Antidepressant Properties?". *Archives of Sexual Behavior*, v. 31, n. 3, 2002, pp. 289-293. Disponível em: https://pubmed.ncbi.nlm.nih.gov/12049024/.

González-Burgos, Ignacio; Feria-Velasco, Alfredo. "Serotonin/Dopamine Interaction in Memory Formation". *Progress in Brain Research*, n. 172, 2008, pp. 603-623. Disponível em: https://pubmed.ncbi.nlm.nih.gov/18772052.

Greene, David; Lepper, Mark R. "Effects of Extrinsic Rewards on Children's Subsequent Intrinsic Interest". *Child Development*, v. 45, n. 4, 1974, pp. 1.141-1.145.

Li, Yang; Hassett, Afton L.; Seng, Julia S. "Exploring the Mutual Regulation between Oxytocin and Cortisol as a Marker of Resilience". *Archives of Psychiatric Nursing*, v. 33, n. 2, 2019, pp. 164-173. Disponível em: https://pubmed.ncbi.nlm.nih.gov/30927986/.

Meltzer, Andrea L.; Makhanova, Anastasia; Hicks, Lindsey L. "Quantifying the Sexual Afterglow: the Lingering Benefits of Sex and Their Implications for Pair-bonded Relationships". *Psychological Science*, v. 28, n. 5, 2017, pp. 587-598. Disponível em: https://pubmed.ncbi.nlm.nih.gov/28485699/.

O'Brien, Ed; Smith, Robert W. "Unconventional Consumption Methods and

Enjoying Things Consumed: Recapturing the 'First-time' Experience". *Personality and Social Psychology Bulletin*, v. 45, n. 1, 2019, pp. 67-80. Disponível em: https://pubmed.ncbi.nlm.nih.gov/29911504/.

Srámek, P. *et al.* "Human Physiological Responses to Immersion into Water of Different Temperatures". *European Journal of Applied Physiology*, v. 81, n. 5, 2000, pp. 436-442. Disponível em: https://pubmed.ncbi.nlm.nih.gov/10751106.

Terhune, Devin Blair; Sullivan, Jake G.; Simola, Jaana M. "Time Dilates After Spontaneous Blinking". *Current Biology*, v. 26, n. 11, 2016, pp. 459-460. Disponível em: https://pubmed.ncbi.nlm.nih.gov/27269720/.

Thanarajah, Sharmili Edwin *et al.* "Food Intake Recruits Orosensory and Post-ingestive Dopaminergic Circuits to Affect Eating Desire in Humans". *Cell Metabolism*, v. 29, n. 3, 2019, pp. 695-706. Disponível em: https://pubmed.ncbi.nlm.nih.gov/30595479/.

Ocitocina

Andari, Elissar *et al.* "Promoting Social Behavior with Oxytocin in High-functioning Autism Spectrum Disorders". *Proceedings of the National Academy of Sciences*, v. 107, n. 9, 2010, pp. 4.389-4.394. Disponível em: https://pubmed.ncbi.nlm.nih.gov/20160081/.

Auyeung, B. *et al.* "Oxytocin Increases Eye Contact during a Real-time, Naturalistic Social Interaction in Males with and without Autism". *Translational Psychiatry*, v. 5, n. 2, 2015. Disponível em: https://pubmed.ncbi.nlm.nih.gov/25668435/.

Barraza, Jorge A.; Zak, Paul J. "Empathy toward Strangers Triggers Oxytocin Release and Subsequent Generosity". *Annals of the New York Academy of Sciences*, n. 1.167, 2009, pp. 182-189. Disponível em: https://pubmed.ncbi.nlm.nih.gov/19580564.

Bhullar, Navjot; Surman, Glenn; Schutte, Nicola S. "Dispositional Gratitude Mediates the Relationship between a Past-positive Temporal Frame and Well-being". *Personality and Individual Differences*, n. 76, 2015, pp. 52-55. Disponível em: https://www.sciencedirect.com/science/article/abs/pii/S0191886914006576.

Brockington, Guilherme *et al.* "Storytelling Increases Oxytocin and Positive Emotions and Decreases Cortisol and Pain in Hospitalized Children". *Proceedings of the National Academy of Sciences*, v. 118, n. 22, 2021. Disponível em: https://pubmed.ncbi.nlm.nih.gov/34031240/.

Camerino, Claudia *et al.* "Evaluation of Short and Long-term Cold Stress Challenge of Nerve Grow Factor, Brain-derived Neurotrophic Factor,

Osteocalcin and Oxytocin mRNA Expression in BAT, Brain, Bone and Reproductive Tissue of Male Mice Using Real-time PCR and Linear Correlation Analysis". *Frontiers in Physiology*, n. 8, 2018, p. 1.101. Disponível em: https://pubmed.ncbi.nlm.nih.gov/29375393/.

Chhuom, Tiany W.; Thompson, Hilaire J. "Older Spousal Dyads and the Experience of Recovery in the Year after Traumatic Brain Injury". *Journal of Neuroscience Nursing*, v. 53, n. 2, 2021, pp. 57-62. Disponível em: https://pubmed.ncbi.nlm.nih.gov/33538455/.

Cluett, Elizabeth R. *et al.* "Randomised Controlled Trial of Labouring in Water Compared with Standard of Augmentation for Management of Dystocia in First Stage of Labour". *British Medical Journal*, v. 328, n. 7.435, 2004, p. 314. Disponível em: https://pubmed.ncbi.nlm.nih.gov/14744822/.

Cohen, Sheldon *et al.* "Does Hugging Provide Stress-buffering Social Support? A Study of Susceptibility to Upper Respiratory Infection and Illness". *Psychological Science*, v. 26, n. 2, 2015, pp. 135-147. Disponível em: https://pubmed.ncbi.nlm.nih.gov/25526910/.

Detillion, Courtney E. *et al.* "Social Facilitation of Wound Healing". *Psychoneuroendocrinology*, v. 29, n. 8, 2004, pp. 1.004-1.011. Disponível em: https://pubmed.ncbi.nlm.nih.gov/15219651/.

Goodin, Burel R.; Ness, Timothy J.; Robbins, Meredith T. "Oxytocin – A Multifunctional Analgesic for Chronic Deep Tissue Pain". *Current Pharmaceutical Design*, v. 21, n. 7, 2015, pp. 906-913. Disponível em: https://pubmed.ncbi.nlm.nih.gov/25345612/.

Grape, Christina *et al.* "Does Singing Promote Well-being? – An Empirical Study of Professional and Amateur Singers during a Singing Lesson". *Integrative Physiological and Behavioral Science*, v. 38, n. 1, 2003, pp. 65-74. Disponível em: https://pubmed.ncbi.nlm.nih.gov/12814197/.

Han, Rafael T. *et al.* "Long-term Isolation Elicits Depression and Anxiety-related Behaviors by Reducing Oxytocin-induced GABAergic Transmission in Central Amygdala". *Frontiers in Molecular Neuroscience*, n. 11, 2018, p. 246. Disponível em: https://pubmed.ncbi.nlm.nih.gov/30158853/.

Hietanen, Jonne O.; Peltola, Mikko J.; Hietanen, Jari K. "Psychophysiological Responses to Eye Contact in a Live Interaction and in Video Call". *Psychophysiology*, v. 57, n. 6, 2020. Disponível em: https://pubmed.ncbi.nlm.nih.gov/32320067/.

Holt-Lunstad, Julianne; Birmingham, Wendy A.; Light, Kathleen C. "Influence of a 'Warm Touch' Support Enhancement Intervention among Married Couples on Ambulatory Blood Pressure, Oxytocin, Alpha Amylase, and Cortisol". *Psychosomatic Medicine*, v. 70, n. 9, 2008, pp. 976-985. Disponível em: https://pubmed.ncbi.nlm.nih.gov/18842740/.

Hurlemann, René et al. "Oxytocin Enhances Amygdala-Dependent, Socially Reinforced Learning and Emotional Empathy in Humans". *Journal of Neuroscience*, v. 30, n. 14, 2010, pp. 4.999-5.007. Disponível em: https://pubmed.ncbi.nlm.nih.gov/20371820.

Krekel, Christian; Ward, George; De Neve, Jan-Emmanuel. "Employee Well-being, Productivity, and Firm Performance". *Saïd Business School WP*, n. 4, 2019. Disponível em: https://papers.ssrn.com/sol3/papers.cfm?abstract_id=3356581.

Kumar, Jyothika et al. "Oxytocin Modulates the Effective Connectivity between the Precuneus and the Dorsolateral Prefrontal Cortex". *European Archives of Psychiatry and Clinical Neuroscience*, v. 270, n. 5, 2020, pp. 567-576. Disponível em: https://pubmed.ncbi.nlm.nih.gov/30734090/.

Kumar, Jyothika; Völlm, Birgit; Palaniyappan, Lena. "Oxytocin Affects the Connectivity of the Precuneus and the Amygdala: a Randomized, Double-blinded, Placebo-controlled Neuroimaging Trial". *International Journal of Neuropsychopharmacology*, v. 18, n. 5, 2015. Disponível em: https://pubmed.ncbi.nlm.nih.gov/25522395/.

Lindseth, G.; Helland, B.; Caspers, J. "The Effects of Dietary Tryptophan on Affective Disorders". *Archives of Psychiatric Nursing*, v. 29, n. 2, 2015, pp. 102-107. Disponível em: https://pubmed.ncbi.nlm.nih.gov/25858202/.

Liu, Jinting et al. "The Association between Well-being and the COMT Gene: Dispositional Gratitude and Forgiveness as Mediators". *Journal of Affective Disorders*, n. 214, 2017, pp. 115-121. Disponível em: https://pubmed.ncbi.nlm.nih.gov/28288405/.

McCraty, R. et al. "The Impact of a New Emotional Self-Management Program on Stress, Emotions, Heart Rate Variability, DHEA and Cortisol". *Integrative Physiological and Behavioral Science*, v. 33, n. 2, 1998, pp. 151-170. Disponível em: https://pubmed.ncbi.nlm.nih.gov/9737736.

Meltzer, Andrea L. et al. "Quantifying the Sexual Afterglow: the Lingering Benefits of Sex and Their Implications for Pair-bonded Relationships". *Psychological Science*, v. 28, n. 5, 2017, pp. 587-598. Disponível em: https://pubmed.ncbi.nlm.nih.gov/28485699/.

Millstein, Rachel A. et al. "The Effects of Optimism and Gratitude on Adherence, Functioning and Mental Health Following an Acute Coronary Syndrome". *General Hospital Psychiatry*, n. 43, 2016, pp. 17-22. Disponível em: https://pubmed.ncbi.nlm.nih.gov/27796252/.

Moberg, Kerstin Uvnäs; Handlin, Linda; Petersson, Maria. "Self-soothing Behaviours with Particular Reference to Oxytocin Release Induced by Non-noxious Sensory Stimulation". *Frontiers in Psychology*, n. 5, 2015, p. 1.529. Disponível em: https://pubmed.ncbi.nlm.nih.gov/25628581/.

Moberg, Kerstin Uvnäs; Petersson, Maria. "Oxytocin, a Mediator of Anti-stress, Well-being, Social Interaction, Growth and Healing". *Zeitschrift für Psychosomatische Medizin und Psychotherapie*, v. 51, n. 1, 2005, pp. 57-80. Disponível em: https://pubmed.ncbi.nlm.nih.gov/15834840/.

Morhenn, Vera; Beavin, Laura E.; Zak, Paul J. "Massage Increases Oxytocin and Reduces Adrenocorticotropin Hormone in Humans". *Alternative Therapies in Health and Medicine*, v. 18, n. 6, 2012, pp. 11-18. Disponível em: https://pubmed.ncbi.nlm.nih.gov/23251939/.

Nagasawa, Miho et al. "Oxytocin-gaze Positive Loop and the Coevolution of Human-dog Bonds". *Science*, n. 348, 2015, pp. 333-336. Disponível em: https://pubmed.ncbi.nlm.nih.gov/25883356/.

Nilsson, Ulrica. "Soothing Music Can Increase Oxytocin Levels during Bed Rest after Open-heart Surgery: a Randomised Control Trial". *Journal of Clinical Nursing*, v. 17, n. 15, 2009, pp. 2.153-2.161. Disponível em: https://pubmed.ncbi.nlm.nih.gov/19583647/.

Olff, Miranda et al. "The Role of Oxytocin in Social Bonding, Stress Regulation and Mental Health: an Update on the Moderating Effects of Context and Interindividual Differences". *Psychoneuroendocrinology*, v. 38, n. 9, 2013, pp. 1.883-1.894. Disponível em: https://pubmed.ncbi.nlm.nih.gov/23856187/.

Ooishi, Yuuki et al. "Increase in Salivary Oxytocin and Decrease in Salivary Cortisol after Listening to Relaxing Slow-tempo and Exciting Fast-tempo Music". *PLOS One*, v. 12, n. 12, 2017. Disponível em: https://pubmed.ncbi.nlm.nih.gov/29211795/.

Ouweneel, Else; Le Blanc, Pascale M.; Schaufeli, Wilmar B. "On Being Grateful and Kind: Results of Two Randomized Controlled Trials on Study-related Emotions and Academic Engagement". *Journal of Psychology*, v. 148, n. 1, 2014, pp. 37-60. Disponível em: https://pubmed.ncbi.nlm.nih.gov/24617270/.

Pornpattananangkul, Narum et al. "Generous to Whom? The Influence of Oxytocin on Social Discounting". *Psychoneuroendocrinology*, n. 79, 2017, pp. 93-97. Disponível em: https://pubmed.ncbi.nlm.nih.gov/28273587/.

Poulin, Michael J.; Holman, E. Alison. "Helping Hands, Healthy Body? Oxytocin Receptor Gene and Prosocial Behavior Interact to Buffer the Association between Stress and Physical Health". *Hormones and Behavior*, v. 63, n. 3, 2013, pp. 510-517. Disponível em: https://pubmed.ncbi.nlm.nih.gov/23354128/.

Pruimboom, L.; Reheis, D. "Intermittent Drinking, Oxytocin and Human Health". *Medical Hypotheses*, n. 92, 2016, pp. 80-83. Disponível em: https://pubmed.ncbi.nlm.nih.gov/27241263/.

Sheng, Feng et al. "Oxytocin Modulates the Racial Bias in Neural Responses to Others' Suffering'". *Biological Psychology*, v. 92, n. 2, 2013, pp. 380-386. Disponível em: https://pubmed.ncbi.nlm.nih.gov/23246533/.

Stevenson, Jennie R. et al. "Oxytocin Administration Prevents Cellular Aging Caused by Social Isolation". *Psychoneuroendocrinology*, n. 103, 2019, pp. 52-60. Disponível em: https://pubmed.ncbi.nlm.nih.gov/30640038/.

Sturm, Virginia E. et al. "Big Smile, Small Self: Awe Walks Promote Prosocial Positive Emotions in Older Adults". *Emotion*, v. 22, n. 5, ago. 2022, pp. 1.044-1.058. Disponível em: https://pubmed.ncbi.nlm.nih.gov/32955293/.

Van Cappellen, Patty et al. "Effects of Oxytocin Administration on Spirituality and Emotional Responses to Meditation". *Social Cognitive and Affective Neuroscience*, v. 11, n. 10, 2016, pp. 1.579-1.587. Disponível em: https://pubmed.ncbi.nlm.nih.gov/27317929/.

Van Elk, Michiel et al. "The Neural Correlates of the Awe Experience: Reduced Default Mode Network Activity During Feelings of Awe". *Human Brain Mapping*, v. 40, n. 12, 2019, pp. 3.561-3.574. Disponível em: https://pubmed.ncbi.nlm.nih.gov/31062899/.

Venta, Amanda et al. "Paradoxical Effects of Intranasal Oxytocin on Trust in Impatient and Community Adolescents". *Journal of Clinical Child and Adolescent Psychology*, v. 48, n. 5, 2019, pp. 706-715. Disponível em: https://pubmed.ncbi.nlm.nih.gov/29236527/.

Walum, Hasse et al. "Variation in the Oxytocin Receptor Gene Is Associated with Pair-bonding and Social Behavior". *Biological Psychiatry*, v. 71, n. 5, 2012, pp. 419-426. Disponível em: https://pubmed.ncbi.nlm.nih.gov/22015110.

Wong, Y. Joel et al. "Does Gratitude Writing Improve the Mental Health of Psychotherapy Clients? Evidence from a Randomized Controlled Trial". *Psychotherapy Research*, v. 28, n. 2, 2018, pp. 192-202. Disponível em: https://pubmed.ncbi.nlm.nih.gov/27139595/.

Zak, Paul J. "Why Inspiring Stories Make Us React: the Neuroscience of Narrative". *Cerebrum*, 2 fev. 2015. Disponível em: https://pubmed.ncbi.nlm.nih.gov/26034526/.

Zak, Paul J. et al. "Oxytocin Release Increases with Age and Is Associated with Life Satisfaction and Prosocial Behaviors". *Frontiers in Behavioral Neuroscience*, n. 16, 2022. Disponível em: https://pubmed.ncbi.nlm.nih.gov/35530727.

Serotonina

Cooper, Jon. "Stress and Depression". *WebMD* [on-line], 23 set. 2023. Disponível em: https://www.webmd.com/depression/features/stress-depression.

Edwards, D. H.; Kravitz, E. A. "Serotonin, Social Status and Aggression". *Current Opinion in Neurobiology*, v. 7, n. 6, 1997, pp. 812-819. Disponível em: https://pubmed.ncbi.nlm.nih.gov/9464985/.

Fiske, Amy; Wetherell, Julie Loebach; Gatz, Margaret. "Depression in Older Adults". *Annual Review of Clinical Psychology*, n. 5, 2009, pp. 363-389. Disponível em: https://pubmed.ncbi.nlm.nih.gov/19327033/.

Foland-Ross, Lara C. *et al.* "Recalling Happier Memories in Remitted Depression: a Neuroimaging Investigation of the Repair of Sad Mood". *Cognitive, Affective and Behavioral Neuroscience*, v. 14, n. 2, 2014, pp. 818-826. Disponível em: https://www.ncbi.nlm.nih.gov/pmc/articles/PMC3995858.

Ford, Fae Diana. *Exploring the Impact of Negative and Positive Self-talk in Relation to Loneliness and Self-esteem in Secondary School-aged Adolescents*. 2015. Tese (doutorado) – University of Bolton, Manchester, dez. 2015. Disponível em: https://e-space.mmu.ac.uk/id/eprint/583488.

Hestad, Knut A. *et al.* "The Relationships among Tryptophan, Kynurenine, Indoleamine 2,3-Dioxygenase, Depression, and Neuropsychological Performance". *Frontiers in Psychology*, n. 8, 2017, p. 1.561. Disponível em: https://pubmed.ncbi.nlm.nih.gov/29046648/.

Huberman, Andrew D. "Understanding and Conquering Depression". *Huberman Lab* [podcast], n. 34, 2021. Disponível em: https://hubermanlab.com/understanding-and-conquering-depression.

Korzan, Wayne J.; Summers, Cliff H. "Evolution of Stress Responses Refine Mechanisms of Social Rank". *Neurobiology of Stress*, n. 14, 2021. Disponível em: https://pubmed.ncbi.nlm.nih.gov/33997153.

Leonard, Brian E. "The Concept of Depression as a Dysfunction of the Immune System". *Current Immunology Reviews*, v. 6, n. 3, 2010, pp. 205-212. Disponível em: https://pubmed.ncbi.nlm.nih.gov/21170282.

Maes, M. *et al.* "The New '5-HT' Hypothesis of Depression: Cell-mediated Immune Activation Induces Indoleamine 2,3-Dioxygenase, Which Leads to Lower Plasma Tryptophan and an Increased Synthesis of Detrimental Tryptophan Catabolites (TRYCATs), Both of Which Contribute to the Onset of Depression". *Progress in Neuro-Psychopharmacology and Biological Psychiatry*, v. 35, n. 3, 2011, pp. 702-721. Disponível em: https://pubmed.ncbi.nlm.nih.gov/21185346.

Nanthakumaran, Saruja *et al.* "The Gut-brain Axis and Its Role in Depression". *Cureus*, v. 12, n. 9, 2020. Disponível em: https://pubmed.ncbi.nlm.nih.gov/33042715.

Neufeld, Karen-Anne McVey *et al.* "Oral Selective Serotonin Reuptake Inhibitors Activate Vagus Nerve Dependent Gut-brain Signalling". *Scienti-*

fic Reports, v. 9, n. 1, 2019. Disponível em: https://pubmed.ncbi.nlm.nih.gov/31582799/.

Patrick, Rhonda P.; Ames, Bruce N. "Vitamin D and the Omega-3 Fatty Acids Control Serotonin Synthesis and Action, part 2: Relevance for ADHD, Bipolar Disorder, Schizophrenia, and Impulsive Behavior". *FASEB Journal*, v. 29, n. 6, 2015, pp. 2.207-2.222. Disponível em: https://pubmed.ncbi.nlm.nih.gov/25713056/.

Peirson, A. R.; Heuchert, J. W. "Correlations for Serotonin Levels and Measures of Mood in a Nonclinical Sample". *Psychological Reports*, v. 87, n. 3, pt. 1, 2000, pp. 707-716. Disponível em: https://pubmed.ncbi.nlm.nih.gov/11191371/.

Penckofer, Sue et al. "Vitamin D and Depression: Where Is All the Sunshine?". *Issues in Mental Health Nursing*, v. 31, n. 6, 2010, pp. 385-393. Disponível em: https://pubmed.ncbi.nlm.nih.gov/20450340/.

Raleigh, M. J. et al. "Serotonergic Influences on the Social Behavior of Vervet Monkeys (*Cercopithecus aethiops sabaeus*)". *Experimental Neurology*, v. 68, n. 2, 1980, pp. 322-334. Disponível em: https://pubmed.ncbi.nlm.nih.gov/6444893/.

Raleigh, M. J. et al. "Serotonergic Mechanisms Promote Dominance Acquisition in Adult Male Vervet Monkeys". *Brain Research*, v. 559, n. 2, 1991, pp. 181-190. Disponível em: https://pubmed.ncbi.nlm.nih.gov/1794096.

Sansone, Randy A.; Sansone, Lori A. "Sunshine, Serotonin, and Skin: a Partial Explanation for Seasonal Patterns in Psychopathology?". *Innovations in Clinical Neuroscience*, v. 10, n. 7-8, 2013, pp. 20-24. Disponível em: https://pubmed.ncbi.nlm.nih.gov/24062970.

Sapolsky, Robert. *Why Zebras Don't Get Ulcers*. 3. ed. Nova York: Holt, 2004.

Spring, B. "Recent Research on the Behavioral Effects of Tryptophan and Carbohydrate". *Nutrition and Health*, v. 3, n. 1-2, 1984, pp. 55-67. Disponível em: https://pubmed.ncbi.nlm.nih.gov/6400041.

Stoffel, Martin et al. "Effects of Mindfulness-based Stress Prevention on Serotonin Transporter Gene Methylation". *Psychotherapy and Psychosomatics*, v. 88, n. 5, 2019, pp. 317-319. Disponível em: https://pubmed.ncbi.nlm.nih.gov/31461722.

Tod, David; Hardy, James; Oliver, Emily. "Effects of Self-talk: a Systematic Review". *Journal of Sport and Exercise Psychology*, v. 33, n. 5, 2011, pp. 666-687. Disponível em: https://pubmed.ncbi.nlm.nih.gov/21984641.

Tyrer, A. E. et al. "Serotonin Transporter Binding Is Reduced in Seasonal Affective Disorder Following Light Therapy". *Acta Psychiatrica Scandinavica*, v. 134, n. 5, 2016, pp. 410-419. Disponível em: https://pubmed.ncbi.nlm.nih.gov/27553523/.

Volkow, Nora D. *et al*. "Evidence That Sleep Deprivation Downregulates Dopamine D2R in Ventral Striatum in the Human Brain". *Journal of Neuroscience*, v. 32, n. 19, 2012, pp. 6.711-6.717. Disponível em: https://pubmed.ncbi.nlm.nih.gov/22573693.

Walter, Nadja; Nikoleizig, Lucie; Alfermann, Dorothee. "Effects of Self-talk Training on Competitive Anxiety, Self-efficacy, Volitional Skills, and Performance: an Intervention Study with Junior Sub-elite Athletes". *Sports*, v. 7, n. 6, 2019, p. 148. Disponível em: https://pubmed.ncbi.nlm.nih.gov/31248129/.

Williams, Emma *et al*. "Associations between Whole-blood Serotonin and Subjective Mood in Healthy Male Volunteers". *Biological Psychology*, v. 71, n. 2, 2006, pp. 171-174. Disponível em: https://pubmed.ncbi.nlm.nih.gov/15927346.

Ziomkiewicz-Wichary, Anna. "Serotonin and Dominance". *Encyclopedia of Evolutionary Psychological Science*, 2016, pp. 1-4. Disponível em: https://www.researchgate.net/publication/310586509_Serotonin_and_Dominance.

Cortisol

Bloomfield, Michael A. P. *et al*. "The Effects of Psychosocial Stress on Dopaminergic Function and the Acute Stress Response". *eLife*, v. 8, 12 nov. 2019. Disponível em: https://pubmed.ncbi.nlm.nih.gov/31711569.

Brooks, Alison Wood. "Get Excited: Reappraising Pre-performance Anxiety As Excitement". *Journal of Experimental Psychology*, v. 143, n. 3, 2014, pp. 1.144-1.158. Disponível em: https://pubmed.ncbi.nlm.nih.gov/24364682/.

Burhani, Mansoor D.; Rasenick, Mark M. "Fish Oil and Depression: the Skinny on Fats". *Journal of Integrative Neuroscience*, v. 16, n. s1, 2017, pp. S115-S124. Disponível em: https://pubmed.ncbi.nlm.nih.gov/29254106.

Calder, Philip C. "Omega-3 Fatty Acids and Inflammatory Processes". *Nutrients*, v. 2, n. 3, 2010, pp. 355-374. Disponível em: https://pubmed.ncbi.nlm.nih.gov/22254027.

Calder, Philip C. "Omega-3 Fatty Acids and Inflammatory Processes: from Molecules to Man". *Biochemical Society Transactions*, v. 45, n. 5, 2017, pp. 1.105-1.115. Disponível em: https://pubmed.ncbi.nlm.nih.gov/28900017.

Colasanto, Marlena; Madigan, Sheri; Korczak, Daphne J. "Depression and Inflammation among Children and Adolescents: a Meta-analysis". *Journal of Affective Disorders*, n. 277, 2020, pp. 940-948. Disponível em: https://pubmed.ncbi.nlm.nih.gov/33065836.

Drapeau, V. *et al.* "Is Visceral Obesity a Physiological Adaptation to Stress?". *Panminerva Medica*, v. 45, n. 3, 2003, pp. 189-195. Disponível em: https://pubmed.ncbi.nlm.nih.gov/14618117.

Dunn, Barnaby D. *et al.* "The Consequences of Effortful Emotion Regulation When Processing Distressing Material: a Comparison of Suppression and Acceptance". *Behaviour Research and Therapy*, v. 47, n. 9, 2009, pp. 761-773. Disponível em: https://pubmed.ncbi.nlm.nih.gov/19559401.

Greenwood, Benjamin N. *et al.* "Exercise-induced Stress Resistance Is Independent of Exercise Controllability and the Medial Prefrontal Cortex". *European Journal of Neuroscience*, v. 37, n. 3, 2013, pp. 469-478. Disponível em: https://pubmed.ncbi.nlm.nih.gov/23121339.

Jamieson, Jeremy P. *et al.* "Turning the Knots in Your Stomach into Bows: Reappraising Arousal Improves Performance on the GRE". *Journal of Experimental Social Psychology*, v. 46, n. 1, 2010, pp. 208-212. Disponível em: https://pubmed.ncbi.nlm.nih.gov/20161454/.

Jerath, Ravinder *et al.* "Self-regulation of Breathing as a Primary Treatment for Anxiety". *Applied Psychophysiology and Biofeedback*, v. 40, n. 2, 2015, pp. 107-115. Disponível em: https://pubmed.ncbi.nlm.nih.gov/25869930.

Lee, Chieh-Hsin; Giuliani, Fabrizio. "The Role of Inflammation in Depression and Fatigue". *Frontiers in Immunology*, n. 10, 2019, p. 1.696. Disponível em: https://pubmed.ncbi.nlm.nih.gov/31379879.

Li, Jia-Yi *et al.* "Voluntary and Involuntary Running in the Rat Show Different Patterns of Theta Rhythm, Physical Activity, and Heart Rate". *Journal of Neurophysiology*, v. 111, n. 10, 2014, pp. 2.061-2.070. Disponível em: https://pubmed.ncbi.nlm.nih.gov/24623507.

Ma, Xiao *et al.* "The Effect of Diaphragmatic Breathing on Attention, Negative Affect and Stress in Healthy Adults". *Frontiers in Psychology*, n. 8, 2017, p. 874. Disponível em: https://pubmed.ncbi.nlm.nih.gov/28626434.

McQuaid, Robyn J. *et al.* "Relations between Plasma Oxytocin and Cortisol: the Stress Buffering Role of Social Support". *Neurobiology of Stress*, n. 3, 2016, pp. 52-60. Disponível em: https://pubmed.ncbi.nlm.nih.gov/27981177.

Osimo, Emanuele Felice *et al.* "Prevalence of Low-grade Inflammation in Depression: a Systematic Review and Meta-analysis of CRP Levels". *Psychological Medicine*, v. 49, n. 12, 2019, pp. 1.958-1.970. Disponível em: https://pubmed.ncbi.nlm.nih.gov/31258105.

Ramirez, Jan-Marino. "The Integrative Role of the Sigh in Psychology, Physiology, Pathology, and Neurobiology". *Progress in Brain Research*, n. 209, 2014, pp. 91-129. Disponível em: https://pubmed.ncbi.nlm.nih.gov/24746045.

Russo, Marc A.; Santarelli, Danielle M.; O'Rourke, Dean. "The Physiological Effects of Slow Breathing in the Healthy Human". *Breathe* (Sheff), v. 13, n. 4, 2017, pp. 298-309. Disponível em: https://pubmed.ncbi.nlm.nih.gov/29209423.

So, Jisun *et al.* "EPA and DHA Differentially Modulate Monocyte Inflammatory Response in Subjects with Chronic Inflammation in Part Via Plasma Specialized Pro-resolving Lipid Mediators: a Randomized, Double-blind, Crossover study". *Atherosclerosis*, n. 316, 2021, pp. 90-98. Disponível em: https://pubmed.ncbi.nlm.nih.gov/33303222/.

Svensson, Martina *et al.* "Forced Treadmill Exercise Can Induce Stress and Increase Neuronal Damage in a Mouse Model of Global Cerebral Ischemia". *Neurobiology of Stress*, n. 5, 2016, pp. 8-18. Disponível em: https://pubmed.ncbi.nlm.nih.gov/27981192.

Yao, Zhuxi *et al.* "Higher Chronic Stress Is Associated with a Decrease in Temporal Sensitivity But Not in Subjective Duration in Healthy Young Men". *Frontiers in Psychology*, n. 6, 2015, p. 1.010. Disponível em: https://pubmed.ncbi.nlm.nih.gov/26257674.

Yuen, Kaeli W. *et al.* "Plasma Oxytocin Concentrations Are Lower in Depressed vs. Healthy Control Women and Are Independent of Cortisol". *Journal of Psychiatric Research*, n. 51, 2014, pp. 30-36. Disponível em: https://pubmed.ncbi.nlm.nih.gov/24405552.

Zaccaro, Andrea *et al.* "How Breath-control Can Change Your Life: a Systematic Review on Psycho-physiological Correlates of Slow Breathing". *Frontiers in Human Neuroscience*, n. 12, 2018, p. 353. Disponível em: https://pubmed.ncbi.nlm.nih.gov/30245619/.

Zhang, Jing *et al.* "Voluntary Wheel Running Reverses Deficits in Social Behavior Induced by Chronic Social Defeat Stress in Mice: Involvement of the Dopamine System". *Frontiers in Neuroscience*, n. 13, 2019, p. 256. Disponível em: https://pubmed.ncbi.nlm.nih.gov/31019446.

Endorfinas

Abel, Ernest L.; Kruger, Michael L. "Smile Intensity in Photographs Predicts Longevity". *Psychological Science*, v. 21, n. 4, 2010, pp. 542-544. Disponível em: https://pubmed.ncbi.nlm.nih.gov/20424098/.

Becher, Tobias *et al.* "Brown Adipose Tissue Is Associated with Cardiometabolic Health". *Nature Medicine*, v. 27, n. 1, 2021, pp. 58-65. Disponível em: https://pubmed.ncbi.nlm.nih.gov/33398160/.

Coles, N. A.; Larsen, J. T.; Lench, H. C. "A Meta-analysis of the Facial Feedback

Literature: Effects of Facial Feedback on Emotional Experience Are Small and Variable". *Psychological Bulletin*, v. 145, n. 6, 2019, pp. 610-651. Disponível em: https://doi.org/10.1037/bul0000194.

Dfarhud, Dariush; Malmir, Maryam; Khanahmadi, Mohammad. "Happiness & Health: the Biological Factors-systematic Review Article". *Iranian Journal of Public Health*, v. 43, n. 11, 2014, pp. 1.468-1.477. Disponível em: https://pubmed.ncbi.nlm.nih.gov/26060713.

Dunn, Barnaby D. *et al*. "The Consequences of Effortful Emotion Regulation When Processing Distressing Material: a Comparison of Suppression and Acceptance". *Behaviour Research and Therapy*, v. 47, n. 9, 2009, pp. 761-773. Disponível em: https://pubmed.ncbi.nlm.nih.gov/19559401/.

Ghezeljeh, T. Najafi; Ardebili, F. Mohades; Rafii, F. "The Effects of Massage and Music on Pain, Anxiety and Relaxation in Burn Patients: Randomized Controlled Clinical Trial". *Burns*, v. 43, n. 5, 2017, pp. 1.034-1.043. Disponível em: https://pubmed.ncbi.nlm.nih.gov/28169080/.

Harker, L.; Keltner, D. "Expression of Positive Emotion in Women's College Yearbook Pictures and Their Relationship to Personality and Life Outcomes across Adulthood". *Journal of Personality and Social Psychology*, v. 80, n. 1, 2001, pp. 112-124. Disponível em: https://pubmed.ncbi.nlm.nih.gov/11195884/.

Hertenstein, Matthew J. *et al*. "Smile Intensity in Photographs Predicts Divorce Later in Life". *Motivation and Emotion*, v. 33, n. 2, 2009, pp. 99-105. Disponível em: https://link.springer.com/article/10.1007/s11031-009-9124-6.

Magrone, Thea; Russo, Matteo Antonio; Jirillo, Emilio. "Cocoa and Dark Chocolate Polyphenols: from Biology to Clinical Applications". *Frontiers in Immunology*, n. 8, 2017, p. 677. Disponível em: https://pubmed.ncbi.nlm.nih.gov/28649251.

Manninen, Sandra *et al*. "Social Laughter Triggers Endogenous Opioid Release in Humans". *Journal of Neuroscience*, v. 37, n. 25, 2017, pp. 6.125-6.131. Disponível em: https://pubmed.ncbi.nlm.nih.gov/28536272.

Papa, Anthony; Bonnano, George A. "Smiling in the Face of Adversity: the Interpersonal and Intrapersonal Functions of Smiling". *Emotion*, v. 8, n. 1, 2008, pp. 1-12. Disponível em: https://pubmed.ncbi.nlm.nih.gov/18266511.

Pearce, Eiluned *et al*. "Variation in the β-Endorphin, Oxytocin, and Dopamine Receptor Genes Is Associated with Different Dimensions of Human Sociality". *Proceedings of the National Academy of Sciences*, v. 114, n. 20, 2017, pp. 5.300-5.305. Disponível em: https://pubmed.ncbi.nlm.nih.gov/28461468.

Reed, Lawrence Ian; Stratton, Rachel; Rambeas, Jessica D. "Face Value and Cheap Talk: How Smiles Can Increase or Decrease the Credibility of Our

Words". *Evolutionary Psychology*, v. 16, n. 4, 2018. Disponível em: https://pubmed.ncbi.nlm.nih.gov/30497296.

Schwarz, L.; Kindermann, W. "Changes in Beta-endorphin Levels in Response to Aerobic and Anaerobic Exercise". *Sports Medicine*, v. 13, n. 1, 1992, pp. 25-36. Disponível em: https://pubmed.ncbi.nlm.nih.gov/1553453/.

Scott, Sophie *et al.* "The Social Life of Laughter". *Trends in Cognitive Sciences*, v. 18, n. 12, 2014, pp. 618-620. Disponível em: https://pubmed.ncbi.nlm.nih.gov/25439499/.

Seki, Takahiro *et al.* "Brown-fat-mediated Tumour Suppression by Cold-altered Global Metabolism". *Nature*, v. 608, n. 7.922, 2022, pp. 421-428. Disponível em: https://pubmed.ncbi.nlm.nih.gov/35922508.

Shevchuk, Nikolai A. "Adapted Cold Shower as a Potential Treatment for Depression". *Medical Hypotheses*, v. 70, n. 5, 2007, pp. 995-1.001. Disponível em: https://pubmed.ncbi.nlm.nih.gov/17993252.

Tarr, Bronwyn *et al.* "Synchrony and Exertion During Dance Independently Raise Pain Threshold and Encourage Social Bonding". *Biology Letters*, v. 11, n. 10, 2015. Disponível em: https://pubmed.ncbi.nlm.nih.gov/26510676.

Tarr, Bronwyn; Launay, Jacques; Dunbar, Robin I. M. "Silent Disco: Dancing in Synchrony Leads to Elevated Pain Thresholds and Social Closeness". *Evolution and Human Behavior*, v. 37, n. 5, 2016, pp. 343-349. Disponível em: https://pubmed.ncbi.nlm.nih.gov/27540276/.

Testosterona

Apicella, Coren L.; Dreber, Anna; Mollerström, Johanna. "Salivary Testosterone Change Following Monetary Wins and Losses Predicts Future Financial Risk-taking". *Psychoneuroendocrinology*, n. 39, 2014, pp. 58-64. Disponível em: https://pubmed.ncbi.nlm.nih.gov/24275004.

Ari, Zeki *et al.* "Serum Testosterone, Growth Hormone, and Insulin-like Growth Factor-1 Levels, Mental Reaction Time, and Maximal Aerobic Exercise in Sedentary and Long-term Physically Trained Elderly Males". *International Journal of Neuroscience*, v. 114, n. 5, 2004, pp. 623-637. Disponível em: https://pubmed.ncbi.nlm.nih.gov/15204068/.

Bernhardt, Paul C. *et al.* "Testosterone changes during vicarious experiences of winning and losing among fans at sporting events". *Physiology & Behavior*, v. 65, n. 1, 1998, pp. 59-62.

Dalton, Patricio S.; Ghosal, Sayantan. "Self-confidence, Overconfidence and Prenatal Testosterone Exposure: Evidence from the Lab". *Frontiers in Beha-*

vioral Neuroscience, v. 12, n. 5, 2018. Disponível em: https://pubmed.ncbi.nlm.nih.gov/29441000.

Daylari, T. Babayi et al. "Influence of Various Intensities of 528 Hz Sound-wave in Production of Testosterone in Rat's Brain and Analysis of Behavioral Changes". *Genes & Genomics*, v. 41, n. 2, 2019, pp. 201-211. Disponível em: https://pubmed.ncbi.nlm.nih.gov/30414050.

Doi, Hirokazu et al. "Negative Correlation between Salivary Testosterone Concentration and Preference for Sophisticated Music in Males". *Personality and Individual Differences*, n. 125, 2018, pp. 106-111. Disponível em: https://www.sciencedirect.com/science/article/abs/pii/S0191886917306980?-via%3Dihub.

Edwards, David A.; Wetzel, Karen; Wyner, Dana R. "Intercollegiate Soccer: Saliva Cortisol and Testosterone Are Elevated During Competition, and Testosterone Is Related to Status and Social Connectedness with Team Mates". *Physiology & Behavior*, v. 87, n. 1, 2006, pp. 135-143. Disponível em: https://pubmed.ncbi.nlm.nih.gov/16233905/.

Ennour-Idrissi, Kaoutar; Maunsell, Elizabeth; Diorio, Caroline. "Effect of Physical Activity on Sex Hormones in Women: a Systematic Review and Meta-analysis of Randomized Controlled Trials". *Breast Cancer Research*, v. 17, n. 1, 2015, p. 139. Disponível em: https://pubmed.ncbi.nlm.nih.gov/26541144.

Fukui, Hajime. "Music and Testosterone: a New Hypothesis for the Origin and Function of Music". *Annals of the New York Academy of Sciences*, n. 930, 2001, pp. 448-451. Disponível em: https://pubmed.ncbi.nlm.nih.gov/11458865.

Kraemer, W. J. et al. "The Effects of Short-term Resistance Training on Endocrine Function in Men and Women". *European Journal of Applied Physiology and Occupational Physiology*, v. 78, n. 1, 1998, pp. 69-76. Disponível em: https://pubmed.ncbi.nlm.nih.gov/9660159.

Kurath, Jennifer; Mata, Rui. "Individual Differences in Risk-taking and Endogeneous (sic) Levels of Testosterone, Estradiol, and Cortisol: a Systematic Literature Search and Three Independent Meta-analyses". *Neuroscience & Biobehavioral Reviews*, n. 90, 2018, pp. 428-446. Disponível em: https://pubmed.ncbi.nlm.nih.gov/29730483.

Kutlikova, Hana H. et al. "Not Giving up: Testosterone Promotes Persistence against a Stronger Opponent". *Psychoneuroendocrinology*, n. 128, 2021. Disponível em: https://pubmed.ncbi.nlm.nih.gov/33836382.

Nave, Gideon et al. "Single dose testosterone administration impairs cognitive reflection in men". *Psychological Science*, v. 28, n. 10, 2017, pp. 1398-1407. Disponível em: https://authors.library.caltech.edu/records/5hvnh-78w12.

Nemko, Marty. "From Stress to Genes, Baboons to Hormones: an Interview with Robert Sapolsky". *Psychology Today* [on-line], 4 fev. 2017. Disponível em: https://www.psychologytoday.com/gb/blog/how-do-life/201702/stress-genes-baboons-hormones.

Oliveira, T.; Gouveia, M. J.; Oliveira, R. F. "Testosterone responsiveness to winning and losing experiences in female soccer players". *Psychoneuroendocrinology*, v. 34, n. 7, 2009, pp. 1.056-1.064. Disponível em: https://pubmed.ncbi.nlm.nih.gov/19278791/.

Sapienza, Paola; Zingales, Luigi; Maestripieri, Dario. "Gender Differences in Financial Risk Aversion and Career Choices Are Affected by Testosterone". *Proceedings of the National Academy of Sciences*, v. 106, n. 36, 2009, pp. 15.268-15.273. Disponível em: https://pubmed.ncbi.nlm.nih.gov/19706398.

Schultheiss, Oliver C.; Wirth, Michelle M.; Stanton, Steven J. "Effects of Affiliation and Power Motivation on Salivary Progesterone and Testosterone". *Hormones and Behavior*, v. 46, n. 5, 2004, pp. 592-599. Disponível em: https://pubmed.ncbi.nlm.nih.gov/15555501.

Smeets-Janssen, Maureen M. J. *et al.* "Salivary Testosterone Is Consistently and Positively Associated with Extraversion: Results from the Netherlands Study of Depression and Anxiety". *Neuropsychobiology*, v. 71, n. 2, 2015, pp. 76-84. Disponível em: https://pubmed.ncbi.nlm.nih.gov/25871320.

Timón Andrada, Rafael *et al.* "Variations in Urine Excretion of Steroid Hormones After an Acute Session and After a 4-Week Programme of Strength Training". *European Journal of Applied Physiology*, v. 99, n. 1, 2007, pp. 65-71. Disponível em: https://pubmed.ncbi.nlm.nih.gov/17051372.

Trumble, Benjamin C. *et al.* "Age-independent Increases in Male Salivary Testosterone During Horticultural Activity among Tsimane Forager-farmers". *Evolution and Human Behavior*, v. 34, n. 5, 2013, pp. 350-357.

Vaamonde, Diana *et al.* "Physically Active Men Show Better Semen Parameters and Hormone Values Than Sedentary Men". *European Journal of Applied Physiology*, v. 112, n. 9, 2012, pp. 3.267-3.273. Disponível em: https://pubmed.ncbi.nlm.nih.gov/22234399.

Van Anders, Sari M.; Steiger, Jeffrey; Goldey, Katherine L. "Effects of Gendered Behavior on Testosterone in Women and Men". *Proceedings of the National Academy of Sciences*, v. 112, n. 45, 2015, pp. 13.805-13.810. Disponível em: https://pubmed.ncbi.nlm.nih.gov/26504229.

Vermeer, A. B. Losecaat *et al.* "Exogenous Testosterone Increases Status-seeking Status". *Psychoneuroendocrinology*, n. 113, 2019. Disponível em: https://pubmed.ncbi.nlm.nih.gov/31884320.

Wu, Yin et al. "The Role of Social Status and Testosterone in Human Conspicuous Consumption". *Scientific Reports*, v. 7, n. 1, 2017. Disponível em: https://pubmed.ncbi.nlm.nih.gov/28924142.

Meditação

Basso, Julia C. et al. "Brief, Daily Meditation Enhances Attention, Memory, Mood, and Emotional Regulation in Non-experienced Meditators". *Behavioural Brain Research*, n. 356, 2019, pp. 208-220. Disponível em: https://pubmed.ncbi.nlm.nih.gov/30153464.

Bhasin, Manoj K. et al. "Specific Transcriptome Changes Associated with Blood Pressure Reduction in Hypertensive Patients After Relaxation Response Training". *Journal of Alternative and Complementary Medicine*, v. 24, n. 5, 2018, pp. 486-504. Disponível em: https://pubmed.ncbi.nlm.nih.gov/29616846.

Capurso, Viviana; Fabbro, Franco; Crescentini, Cristiano. "Mindful Creativity: the Influence of Mindfulness Meditation on Creative Thinking". *Frontiers in Psychology*, n. 4, 2014. Disponível em: https://pubmed.ncbi.nlm.nih.gov/24454303.

Fredrickson, Barbara L. et al. "Positive Emotion Correlates of Meditation Practice: a Comparison of Mindfulness Meditation and Loving-kindness Meditation". *Mindfulness*, v. 8, n. 6, 2017, pp. 1.623-1.633. Disponível em: https://pubmed.ncbi.nlm.nih.gov/29201247.

Galante, Julieta et al. "Effect of Kindness-based Meditation on Health and Well-being: a Systematic Review and Meta-analysis". *Journal of Consulting and Clinical Psychology*, v. 82, n. 6, 2014, pp. 1.101-1.114. Disponível em: https://pubmed.ncbi.nlm.nih.gov/24979314/.

Gard, Tim; Hölzel, Britta K.; Lazar, Sara W. "The Potential Effects of Meditation on Age-related Cognitive Decline: a Systematic Review". *Annals of the New York Academy of Sciences*, n. 1.307, 2014, pp. 89-103. Disponível em: https://pubmed.ncbi.nlm.nih.gov/24571182.

Goyal, Madhav et al. "Meditation Programs for Psychological Stress and Well-being: a Systematic Review and Meta-analysis". *JAMA Internal Medicine*, v. 174, n. 3, 2014, pp. 357-368. Disponível em: https://pubmed.ncbi.nlm.nih.gov/24395196.

He, Xiaoli et al. "The Interventional Effects of Loving-kindness Meditation on Positive Emotions and Interpersonal Interactions". *Neuropsychiatric Disease and Treatment*, n. 11, 2015, pp. 1.273-1.277. Disponível em: https://pubmed.ncbi.nlm.nih.gov/26060402.

Hofmann, Stefan G.; Gómez, Angelina F. "Mindfulness-based Interventions for Anxiety and Depression". *Psychiatric Clinics of North America*, v. 40, n. 4, 2017, pp. 739-749. Disponível em: https://pubmed.ncbi.nlm.nih.gov/29080597.

Jain, Felipe A. *et al.* "Critical Analysis of the Efficacy of Meditation Therapies for Acute and Subacute Phase Treatment of Depressive Disorders: a Systematic Review". *Psychosomatics*, v. 56, n. 2, 2015, pp. 140-152. Disponível em: https://pubmed.ncbi.nlm.nih.gov/25591492.

Kiken, Laura G.; Shook, Natalie J. "Does Mindfulness Attenuate Thoughts Emphasizing Negativity, But Not Positivity?". *Journal of Research in Personality*, n. 53, 2014, pp. 22-30. Disponível em: https://pubmed.ncbi.nlm.nih.gov/25284906.

Lindsay, Emily K. *et al.* "Mindfulness Training Reduces Loneliness and Increases Social Contact in a Randomized Controlled Trial". *Proceedings of the National Academy of Sciences*, v. 116, n. 9, 2019, pp. 3.488-3.493. Disponível em: https://pubmed.ncbi.nlm.nih.gov/30808743.

Norris, Catherine J. *et al.* "Brief Mindfulness Meditation Improves Attention in Novices: Evidence from ERPs and Moderation by Neuroticism". *Frontiers in Human Neuroscience*, n. 12, 2018, p. 315. Disponível em: https://pubmed.ncbi.nlm.nih.gov/30127731.

Orme-Johnson, David W.; Barnes, Vernon A. "Effects of the Transcendental Meditation Technique on Trait Anxiety: a Meta-analysis of Randomized Controlled Trials". *Journal of Alternative and Complementary Medicine*, v. 20, n. 5, 2014, pp. 330-341. Disponível em: https://pubmed.ncbi.nlm.nih.gov/24107199/.

Rod, Kim. "Observing the Effects of Mindfulness-based Meditation on Anxiety and Depression in Chronic Pain Patients". *Psychiatria Danubina*, v. 27, n. 1, 2015, pp. 209-211. Disponível em: https://pubmed.ncbi.nlm.nih.gov/26417764/.

Sood, Amit; Jones, David T. "On Mind Wandering, Attention, Brain Networks, and Meditation". *Explore*, v. 9, n. 3, 2013, pp. 136-141. Disponível em: https://pubmed.ncbi.nlm.nih.gov/23643368.

Tong, Yingge *et al.* "Effects of Tai Chi on Self-efficacy: a Systematic Review". *Evidence-Based Complementary and Alternative Medicine*, 2018. Disponível em: https://pubmed.ncbi.nlm.nih.gov/30186352/.

Diversos

Gotink, Rinske A. *et al.* "8-week Mindfulness Based Stress Reduction Induces Brain Changes Similar to Traditional Long-term Meditation Practice: a

Systematic Review". *Brain and Cognition*, n. 108, 2016, pp. 32-41. Disponível em: https://pubmed.ncbi.nlm.nih.gov/27429096/.

Joisten, Niklas *et al.* "Exercise and the Kynurenine Pathway: Current State of Knowledge and Results from a Randomized Cross-over Study Comparing Acute Effects of Endurance and Resistance Training". *Exercise Immunology Review*, n. 26, 2020, pp. 24-42. Disponível em: https://pubmed.ncbi.nlm.nih.gov/32139353/.

Martin, Kyle S.; Azzolini, Michele; Ruas, Jorge Lira. "The Kynurenine Connection: How Exercise Shifts Muscle Tryptophan Metabolism and Affects Energy Homeostasis, the Immune System, and the Brain". *American Journal of Physiology-Cell Physiology*, v. 318, n. 5, 2020, pp. 818-830. Disponível em: https://pubmed.ncbi.nlm.nih.gov/32208989/.

Melnyk, Bernadette Mazurek *et al.* "Interventions to Improve Mental Health, Well-being, Physical Health, and Lifestyle Behaviors in Physicians and Nurses: a Systematic Review". *American Journal of Health Promotion*, v. 34, n. 8, 2020, pp. 929-941. Disponível em: https://pubmed.ncbi.nlm.nih.gov/32338522.

Mindell, Jodi A. *et al.* "A Nightly Bedtime Routine: Impact on Sleep in Young Children and Maternal Mood". *Sleep*, v. 32, n. 5, 2009, pp. 599-606. Disponível em: https://pubmed.ncbi.nlm.nih.gov/19480226.

Shaffer, Joyce. "Neuroplasticity and Clinical Practice: Building Brain Power for Health". *Frontiers in Psychology*, n. 7, 2016. Disponível em: https://pubmed.ncbi.nlm.nih.gov/27507957.

Vainio, H.; Heseltine, E.; Wilbourn, J. "Priorities for Future IARC Monographs on the Evaluation of Carcinogenic Risks to Humans". *Environmental Health Perspectives*, v. 102, n. 6-7, 1994, pp. 590-591. Disponível em: https://pubmed.ncbi.nlm.nih.gov/9679121.

Voss, Patrice *et al.* "Dynamic Brains and the Changing Rules of Neuroplasticity: Implications for Learning and Recovery". *Frontiers in Psychology*, n. 8, 2017. Disponível em: https://pubmed.ncbi.nlm.nih.gov/29085312/.

CONHEÇA ALGUNS DESTAQUES DE NOSSO CATÁLOGO

- Augusto Cury: Você é insubstituível (2,8 milhões de livros vendidos), Nunca desista de seus sonhos (2,7 milhões de livros vendidos) e O médico da emoção
- Dale Carnegie: Como fazer amigos e influenciar pessoas (16 milhões de livros vendidos) e Como evitar preocupações e começar a viver
- Brené Brown: A coragem de ser imperfeito – Como aceitar a própria vulnerabilidade e vencer a vergonha (600 mil livros vendidos)
- T. Harv Eker: Os segredos da mente milionária (2 milhões de livros vendidos)
- Gustavo Cerbasi: Casais inteligentes enriquecem juntos (1,2 milhão de livros vendidos) e Como organizar sua vida financeira
- Greg McKeown: Essencialismo – A disciplinada busca por menos (400 mil livros vendidos) e Sem esforço – Torne mais fácil o que é mais importante
- Haemin Sunim: As coisas que você só vê quando desacelera (450 mil livros vendidos) e Amor pelas coisas imperfeitas
- Ana Claudia Quintana Arantes: A morte é um dia que vale a pena viver (400 mil livros vendidos) e Pra vida toda valer a pena viver
- Ichiro Kishimi e Fumitake Koga: A coragem de não agradar – Como se libertar da opinião dos outros (200 mil livros vendidos)
- Simon Sinek: Comece pelo porquê (200 mil livros vendidos) e O jogo infinito
- Robert B. Cialdini: As armas da persuasão (350 mil livros vendidos)
- Eckhart Tolle: O poder do agora (1,2 milhão de livros vendidos)
- Edith Eva Eger: A bailarina de Auschwitz (600 mil livros vendidos)
- Cristina Núñez Pereira e Rafael R. Valcárcel: Emocionário – Um guia lúdico para lidar com as emoções (800 mil livros vendidos)
- Nizan Guanaes e Arthur Guerra: Você aguenta ser feliz? – Como cuidar da saúde mental e física para ter qualidade de vida
- Suhas Kshirsagar: Mude seus horários, mude sua vida – Como usar o relógio biológico para perder peso, reduzir o estresse e ter mais saúde e energia

sextante.com.br